U0279626

"漫"话

老年人 吃 的学问

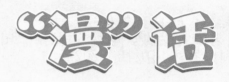

主编

白慧婧　田芳

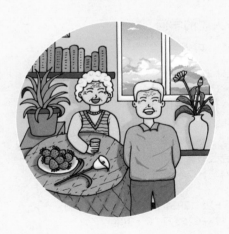

上海科学技术出版社

图书在版编目（CIP）数据

"漫"话老年人吃的学问 / 白慧婧，田芳主编. --
上海 ：上海科学技术出版社，2024. 10. -- ISBN 978-7-
5478-6758-7

Ⅰ. R153.3-49

中国国家版本馆CIP数据核字第2024BX7424号

○ **"漫"话老年人吃的学问**

主编　白慧婧　田芳

○ 上海世纪出版（集团）有限公司
上海科学技术出版社 出版、发行
（上海市闵行区号景路159弄A座9F-10F）
邮政编码201101　www.sstp.cn
上海普顺印刷包装有限公司印刷
开本 889×1194　1/32　印张 2.75
字数 60千字
2024年10月第1版　2024年10月第1次印刷
ISBN 978-7-5478-6758-7 / R·3066
定价：58.00元

○ 本书如有缺页、错装或坏损等严重质量问题，请向印刷厂联系调换

编写人员

主 审
王刚毅

主 编
白慧婧 田 芳

副主编
张玉玉 赵 芳 郑向东 马吉巍

绘 图
文亚男

编委会（按姓氏笔画排名）

马吉巍 东北农业大学
王刚毅 东北农业大学
田 芳 复旦大学附属华山医院
白慧婧 复旦大学附属华东医院
汪正园 上海市疾病预防控制中心
张 焱 复旦大学附属华东医院
张玉玉 北京工商大学
陈 阳 复旦大学附属华山医院
周 笑 丽水市第二人民医院
郑向东 郑州大学
赵 芳 上海市徐汇区漕河泾街道社区卫生服务中心
胡 明 复旦大学附属华东医院
姜 盼 复旦大学附属中山医院
程 倩 安琪酵母股份有限公司
缪婷婷 北京中医药大学

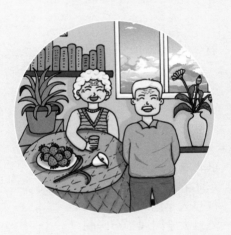

前言

　　国务院颁布的国办发〔2014〕3号《中国食物与营养发展纲要2014—2020》：增强全民营养意识，提倡健康生活方式，树立科学饮食理念，研究设立公众营养日。开展食物营养知识进村入户活动，加强营养与健康教育。中国营养学会第八届第四次常务理事会研究决定，确立每年的5月第3周为"全民营养周"。2024年，全民营养周的主题为"奶豆添营养，少油更健康"。在这样的背景和深入思考后，笔者将科普重心锁定老年人群。

　　老年人面临各种生理功能减退，直接或间接影响了他们对营养物质的吸收和代谢产物的排泄。应用食物的营养预防疾病，可促进老年人健康长寿；通过调整饮食，可促进疾病康复，提高其营养储备和免疫力，提升生活质量。

　　在我国膳食营养科普繁荣发展的背景下，仍有不少老年人不重视饮食健康，食用高油、高盐、高糖饮食，导致超重和肥胖，使高血压、血脂异常、糖尿病、心血管疾病、代谢综合征、某些癌症等疾病的患病风险增加。因此，针对老年人合理膳食的科普事业任重道远。合理膳食不仅能满足老年人的日常能量所需，维持器官正常运行，改善健康状况，还能预防老年人的常见慢性病（如糖尿病、胃肠道肿瘤、超重和肥胖等）发生。通过合理膳食，增强老年人抵御疾病的能力，对老年人保持积极心态亦有正面影响。

　　本书主要参考《中国居民膳食指南（2022）》，传播正确、科学的营养科普知识，围绕老年人群关注的22个主题，图文并茂地介绍老

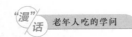

年人如何正确饮水、能不能吃零食、怎么吃水果、要不要吃"补品"、营养标签怎么看等贴近日常生活的膳食营养热点话题，打破老年人常见的饮食和营养误区。

在此，特别感谢文亚男老师的支持和帮助，因为，书中的插画都是由文亚男老师手绘的。本书也得到了安琪纽特营养基金（AF2020001A）、国家社会科学基金（22BJY084）、北京高校卓越青年科学家计划、国家自然科学基金青年科学基金和面上项目的支持。在大家共同努力下，本书顺利出版，特此感谢所有为本书编写提供帮助的个人和机构。由于能力有限，望广大读者对本书中的不妥之处给予批评和指正，便于今后完善和修订。

俗话说，老吾老，以及人之老。关爱老年人是中华民族的优良传统，我们愿借此膳食营养科普读物，帮助老年人做好营养管理，促进健康、延缓衰老、提高生活质量，让更多老年人乐享晚年。

白慧婧　田　芳

2024 年 10 月

目录

营养有结构，健康不"迷路"

科学、合理的饮食能够满足老年人对多种营养素的需求，减少相关疾病的发生风险，增强老年人应对社交和生活环境发生巨大变化的能力，从而达到延缓衰老速度、健康长寿的目的。

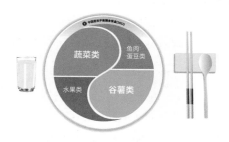

中国居民平衡膳食宝塔(2022)
Chinese Food Guide Pagoda(2022)

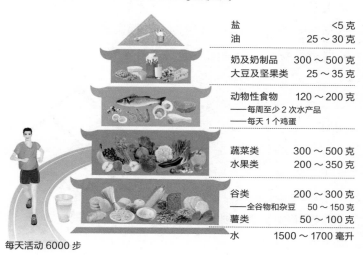

盐	<5克
油	25～30克
奶及奶制品	300～500克
大豆及坚果类	25～35克
动物性食物	120～200克
——每周至少2次水产品	
——每天1个鸡蛋	
蔬菜类	300～500克
水果类	200～350克
谷类	200～300克
——全谷物和杂豆	50～150克
薯类	50～100克
水	1500～1700毫升

每天活动6000步

一般老年人（65～79岁人群）饮食应丰富多样，尤其应注意补充易消化、吸收、利用，且富含优质蛋白质的食物和大豆类制品。针对一般老年人怎么吃，《中国居民膳食指南（2022）》列出了4个核心推荐：

① 食物品种丰富，动物性食物充足，常吃大豆制品。

② 鼓励共同进餐，保持良好食欲，享受食物美味。

③ 积极户外活动，延缓肌肉衰减，保持适宜体重。

④ 定期健康体检，测评营养状况，预防营养缺乏。

高龄老人（80岁及以上人群）往往因味觉、嗅觉、消化与吸收能力降低而导致营养不良，更需要摄入能量和营养密度高、品种多样的食物。针对高龄老人怎么吃，《中国居民膳食指南（2022）》列出了6个核心推荐：

① 食物多样，鼓励多种方式进食。

② 选择质地细软，能量和营养素密度高的食物。

③ 多吃鱼禽肉蛋奶和豆，适量蔬菜配水果。

④ 关注体重丢失，定期营养筛查评估，预防营养不良。

⑤ 适时合理补充营养，提高生活质量。

⑥ 坚持健身与益智活动，促进身心健康。

除上述内容外，高龄老人需进食质地细软的食物，多采用炖、煮、蒸、烩、焖等烹调方式。例如，将主食制成软饭、稠粥，将动物性食物切小、切碎、切丝或制成馅，将黄豆制作成豆制品，将坚果、杂粮研磨成粉或小

全民营养周
NATIONAL NUTRITION WEEK

颗粒，等等。吞咽功能障碍者宜食用软食、半流质或糊状食物，液体食物应适当增稠后食用。

运动让身体充满活力。老年人应该在天气晴好、气温适宜的时候，根据自己的生理特点和健康状况，兼顾兴趣爱好和实际运动条件，多参加户外活动或动作柔和的体育锻炼，如散步、快走、打太极拳、练八段锦等。日常生活中，老年人应适当进行抗阻运动与有氧运动，从而降低肌肉减少症的发生风险。高龄卧床者的体育活动应以抗阻运动为主，以预防骨骼肌萎缩。高龄老人还应坚持进行"脑力劳动"，如打牌、下棋、弹琴、玩游戏等，从而延缓认知能力下降。

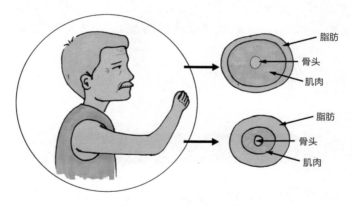

▲ 老年人应"慧"吃"慧"动，才可以预防增龄引起的骨骼肌衰减

平时，老年人可多与亲朋好友相聚，年轻人也应给予老年人更多关心、关爱和陪伴，使老年人心情愉悦。同时，老年人应重视膳食营养，力所能及地参与到美食制作的过程中，享受美食，改善营养状况，维护身体功能，提高生活质量。

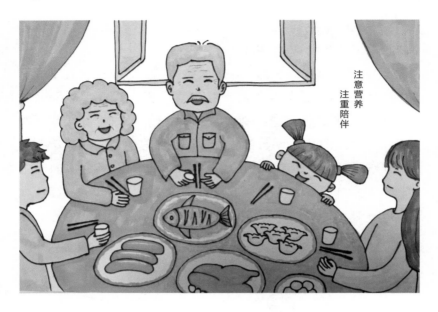

注意营养
注重陪伴

2

智慧吃喝，心中有"秤"

正常的生理功能离不开良好的营养状况，良好的营养状况离不开每餐食物。由于消化与吸收功能下降等生理变化，老年人极易发生维生素缺乏的现象，随之而来的是机体免疫力下降，慢性病"找上门"等后果，具体表现为：① 使人衰弱、体能下降，甚至发生贫血等；② 肌肉衰减症患病风险增加，肌肉衰减症不仅与老年人跌倒、残疾、失能乃至死亡等密切相关，还是糖尿病、高血压、心力衰竭、慢性阻塞性肺疾病甚至癌症等的危险因素，严重影响老年人的生活质量；③ 使外科手术患者术后感染、并发症发生风险增加，住院时间延长，加重原有疾病等，甚至导致不良临床结局。因此，合理的营养支持能改善老年人，尤其是老年患者的营养状况，维护脏器、组织和免疫功能正常发挥作用，提高其抗病能力和手术耐受力，减少并发症发生风险，缩短住院时间，节省医疗费用。

老年人如果可以在日常生活中进行简单的自我营养评估，及早发现营养不良的征兆，寻求科学、合理的干预措施，既积极实践了"健康老龄化"，又降低和控制了自己患病与失能的风险。通常，老年人可以从以下几个方面简单判断自己是否有营养不良的风险：

● **定期监测身体各处"围度"和体重**

测量小腿围、上臂围、腰围等，并每周测量1次体重，尽量记下各参数的数值与变化。如果发现体重或围度明显减轻，查看记录并判断体重减少发生的时间，是1个月左右？3个月左右？还是近6个月内？有助于推测体重丢失速度与营养不良程度。《中国居民膳食指南（2022）》提出，老年人的适宜体重和身体质量指数（BMI）略高，宜保持在20～26.9千克/米^2（身体质量指数＝体重÷身高^2）。

● **记录自己的饮食情况**

通过"饮食日记"记录进餐节律、食物喜好、摄入量等的变化，回顾自己的食量是否发生了显著减少。通常，持续进食量减少意味着营养摄入减少，营养缺乏风险增加。此外，"饮食日记"中的充足信息可为营养师制定营养解决方案提供客观依据，从而更好地降低和控制老年人患病风险。

● **重视慢性病防治**

控制不佳的糖尿病、肾病、慢性阻塞性肺疾病、严重感染及肿瘤患者是营养缺乏的高危人群，应重视原发病治疗。

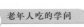

存在以上任意一项异常的老年人宜至医院寻求营养师的帮助，根据筛查与评定量表、人体成分检测、实验室检查、医学病史采集、膳食调查和评估等手段，明确是否发生了营养不良与营养不良的程度，进而制定营养方案，及早纠正营养不良。

③ 民以食为天，膳食米面先

老年人对米面的情怀，年轻人兴许是难以理解的。不过，随着我国超重和肥胖发生率的不断攀升，不少老年人逐渐对米面有所"忌惮"——担心吃米面增加体重或升高血糖。然而，民以食为天，膳食米面先，合适且多样化的主食摄入是健康的重要"基石"。

谷类食物以稻米、小麦为主，常被称为主食。老百姓口中的"杂粮"通常是指稻米和小麦以外的谷类和杂豆，前者主要有小米、荞麦、薏米、高粱、燕麦等，后者主要有红小豆、绿豆、芸豆、花豆等。从加工程度上来说，细粮主要有精白大米、精白面粉，以及保留了大部分谷粒构造的全谷物，如黑米、红米、紫米、全小麦、全大麦、全燕麦等。精白米面细软，易于烹饪，适口性好；全谷物营养成分存留较多，口感虽然略粗硬，但合理选择、搭配食用，对营养"贡献"大。

谷类最重要的营养价值是提供丰富而集中的碳水化合物。碳水化合物的作用有提供和储存能量、维持血糖平稳、帮助脂肪充分氧化与分解……因此，老年人的营养摄入除了强调食物丰富外，谷物也不可或缺。一日三餐中，选择多种谷物作为主食是明智之举。

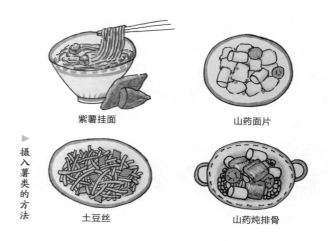

摄入薯类的方法

紫薯挂面

山药面片

土豆丝

山药炖排骨

老年人常由于牙齿脱落影响食物咀嚼能力，消化功能减退、胃肠蠕动减慢，导致胃排空时间延长等原因，而拒全谷物于千里之外。其实，将精米白面与全谷物适当混合，制成馒头、粥、面包等主食，既能获得细粮的口感，又能兼顾粗粮的营养；既符合胃肠道的"胃口"，又能避免餐后血糖发生较大波动。例如，早餐以松软的全麦面包为主食，午餐以大米、紫米混合制成的杂粮饭为主食，晚餐以小麦粉、荞麦混合制成的馒头为主食。如此一来，一天食用了5种谷物，营养价值比食用白馒头、白米饭高，还能增加主食的丰富色彩。

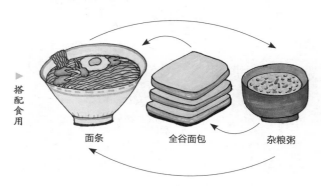

搭配食用

面条

全谷面包

杂粮粥

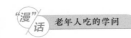

很多老年人非常关注主食对血糖的影响。其中，主食的升糖作用因加工方式不同而不同，老年人应注意以下几点：

❶ 加工程度

精加工的米面食物失去了膳食纤维，对抗消化酶的能力减弱，会更容易、更迅速地被代谢成葡萄糖。这便是谷物的升糖作用普遍低于精白米面的重要原因。

❷ 烹饪方式

● 被蒸煮过的食物的淀粉在水、热和压力作用下，可发生不同程度的膨化、断裂，使其结构更紧密，更易被人体消化、吸收，升糖作用强。相似地，煮米面的时间越长，其中的淀粉凝胶化程度越高，食用后更易升高血糖。

● 经油炸的面食会使食物脱水，不利于淀粉在进入消化道后溶解、膨胀、分解，形成均匀糊状，故消化速度较慢。而且，油炸使淀粉被大量脂肪包裹，阻隔了淀粉酶与淀粉"接触"，增加了消化难度。因此，食用油条后的升糖反应可能比食用馒头低，但油炸食物不宜多吃。

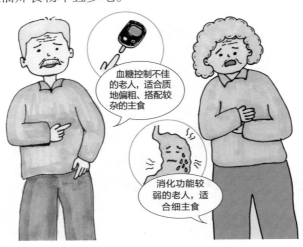

俗话说，人是铁、饭是钢。无论处于哪个年龄段，都应该重视主食的摄入量。合理吃主食需要在一日三餐中注意粗粮与细粮的搭配，并采取适合的烹饪方式，使其符合老年人的健康状况。

粗粮口感"糙"，营养却"细腻"

粗粮的"粗"是相对细粮而言的，主要指的是谷类的加工处理程度。没有经过"精磨""碾白"等精制化处理的粮食产品，膳食纤维含量较高，人们常说的"全谷物"即包含了粗粮。

全谷物是指谷物粮食在加工过程中，仅脱去了谷壳，保留了全部天然营养的种子，皮层、糊粉层、胚乳等的比例与完整谷粒一样，更重要的是，全谷物最大限度地保留了谷物中的营养。常见的全谷物有全麦仁、全粒玉米、燕麦片、大黄米、黑麦粒、荞麦粒、糙米、裸燕麦米等。《中国居民膳食指南（2022）》建议，老年人每天宜摄入全谷物和杂豆50～150克。

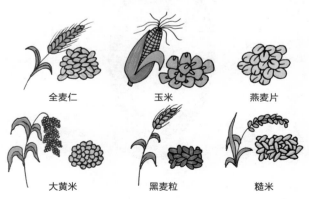

全麦仁　　　　玉米　　　　燕麦片

大黄米　　　黑麦粒　　　糙米

一般而言，谷物加工越精细，口感越细软，老年人更喜欢吃。但精加工的谷物因去除了较多糊粉层（含B族维生素、不饱和脂肪酸、蛋白质等），胚芽（含维生素E等）随之丢失，营养素损失较多。此外，精加工谷物还会破坏多种营养活性物质，如铁、锌元素的丢失量达到近60%；精制小麦粉比全麦粉的总酚酸损失量高达80%～85%，玉米黄质损失75%以上，叶黄素损失近一半。

单个食物的营养优势相差不多，但由于谷物在平衡膳食中所占的摄入比重大，其营养意义便十分突出。例如，100克全麦提供的维生素B_1比100克精制小麦粉多0.4毫克左右，烟酸多3.95毫克，多出来的这部分营养含量均占18岁以上人群该营养素推荐摄入量的30%。也就是说，如果一位成年人每天食用250克大米，只需将其中的75克换成糙米，就能使维生素B_1和镁的摄入量达到全天的推荐量；若换成等量全麦粉，膳食纤维的摄入量可增加约1/3左右。由此，全谷物的营养价值可见一斑。

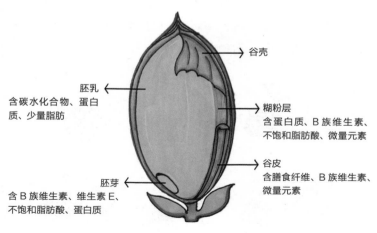

▲ 精细加工的谷物会造成营养素丢失

全谷物所含的膳食纤维、B族维生素、维生素E、植物甾醇和酚类等植物化学物对控制体重、调节血脂，降低心血管疾病、糖尿病、恶性肿瘤（尤其是结肠癌）的发生风险"贡献"颇多。然而，我国虽是传统农业国家，但居民全谷物食用量却与产量严重不匹配。2018年的中国健康与营养调查数据表明，在调查的3天中，我国60岁以上人群有61.6%不消费全谷物和杂豆，仅6.2%达到推荐摄入量。事实上，全谷物摄入量达标并不难。增加全谷摄入的方法多样，除传统的杂粮粥、饭外，全谷面包、全谷物加工点心（如麦圈、饼干、含豆的杂粮棒等）、不含糖的全谷物冲泡食品、荞麦面、多谷物复配粉面条（以小麦粉为主要原料，复配荞麦粉、黄豆粉、小米粉等，采用挤压工艺制备而成）等，都是不错的选择。

很多老年人虽然知道全谷物有益健康，但从来没吃过。这部分老年人在尝试食用全谷物时应循序渐进，如在精米白面中加入总量1/5的全谷物，逐渐将这一比例提升至1/4、1/3，让消化道逐渐适应全谷物，以免发生腹胀等不适症状。

小贴士

由于全谷物的适口性不如精米白面，部分全谷物加工食品常会添加糖和脂肪，老年人在购买时需注意阅读食品标签。若在配料表上，全谷物的位置排在面粉、糖、植物油后，即使该食品口感粗糙，颜色与粗粮相像，其中的全谷物比例也不算高。而且，由于添加了脂肪和糖，食物的整体营养价值也因此大"打折扣"。

随着人民营养素养和健康意识的提高，如今很多全谷物食品都是低脂肪，甚至无油、无糖的。用心的研发者们通过添加苹果

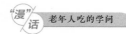

粒、奇亚籽、南瓜子仁等食材，大大改善了全谷物面包的口感与营养价值。

主食加点"薯"，吃饱还"控糖"

大多数老年人都有在街头买烤红薯充饥的经历，尤其是在寒冷的冬季，一个香喷喷、带着热气、闻着甜蜜的烤红薯不仅能慰藉饥饿的肚腹，还能带来美好的饮食记忆。然而，随着我国经济水平的提升，饮食方式也发生了巨大改变。如今，我国居民薯类的摄入量在过去40年中持续下降。薯类的营养朴素而实在，老年人在主食中加点"薯"，可以为健康生活"添砖加瓦"。

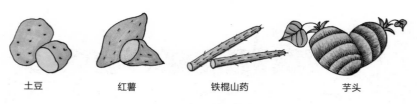

土豆　　　　　　红薯　　　　　铁棍山药　　　　　芋头

▲ 薯类（富含水分和淀粉）

薯类包括土豆、甘薯（又称红薯、山芋）、芋头（又称芋芳）、山药、木薯等。薯类有两个营养特点：一是含水量高，占60%～90%；二是淀粉含量较高，占8%～29%。因此，薯类能够替代部分的精米白面等主食，使人有饱腹感的同时，对餐后血糖的影响相对米饭低。而其中富含的水分、膳食纤维、钾、B族维生素、维生素C等，也可以"扮演"一部分蔬菜的角色。

除常见的营养素外，薯类还含有黏蛋白、脱氢表雄酮类物质、皂苷、多糖等多种保健成分，具有预防慢性病、抗衰老、预防心脏病及糖尿病等多种慢性疾病的作用。《中国居民膳食指南（2022）》推荐老年人每天摄入薯类50～100克。

薯类易被消化吸收，常被制成各种淀粉类制品（如土豆淀粉、红薯粉条、山药面、木薯粉圆等）或加工零食（如红薯片、土豆片、红薯干等）。不过，过量食用薯类制品与加工零食可能会增加肥胖、2型糖尿病等的发生风险。因此，老年人食用烤红薯、炒土豆丝、蒸芋头、焖山药等"原生态"的薯类最健康。

许多人不解，既然薯类含有大量淀粉，食用后会对血糖产生巨大波动吗？确实，碳水化合物是能直接使血糖上升的物质。但控制血糖不仅要看摄入碳水化合物的"量"，还要看"质"。

碳水化合物种类多样，包含单糖、双糖、淀粉、膳食纤维、低聚糖等，食用后血糖波动小。并且，由于高质量的碳水化合物未经加工或加工程度低，保留了更多自身的营养成分。高质量的碳水化合物包括薯类、杂粮、豆类、全粒谷物、水果等。低质量的碳水化合物种类单一，人体摄入后消化速度快，迅速转化为葡萄糖，可引起较大的血糖波动，包括精白米面、饮料等。因此，日常生活中混合食用薯类、全谷物与精白米面，既能兼顾口感，还有利于控制血糖。

值得注意的是，不同温度的薯类食用后对血糖的影响不同。含淀粉的食物加热再冷却后食用，其中的抗性淀粉含量增多，食物的GI值（血糖生成指数，用来描述碳水化合物类食物对餐后血糖影响程度的指标）也随之降低。举个例子，刚煮熟土豆的GI值为85，放凉至26℃后，其GI值变成了54。因此，待熟土豆、米饭等主食稍凉后食用，有助于减少血糖波动。

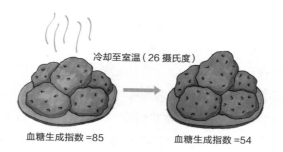

冷却至室温（26 摄氏度）

血糖生成指数 =85　　　　　　　　血糖生成指数 =54

不少老年人食用薯类常有"反酸"等不适。在排除胃肠道与食管疾病的情况下，老年人宜控制进食薯类的量，或改变薯类的进食方式，如将薯类切成丁状与大米混合制成"薯饭"；切成片状或块状后加入蔬菜，制成蔬菜土豆汤等。另外，市面上在售的红薯馒头、紫薯挂面、山药面片等，也是老年人进食薯类的不错选择。

主食加点"薯"，吃饱还"控糖"，这种朴素而温和的食物，值得每天都被端上餐桌。

蔬菜吃够量，种类不重样

蔬菜的水分含量多、能量低，是维生素、矿物质、膳食纤维和植物化学物质的重要来源。吃蔬菜的重要性几乎人人都知道，但"吃了"和"吃够了"却是两回事。《中国居民膳食指南（2022）》推荐老年人每天摄入蔬菜300～450克，其中深色蔬菜占半数，且应做到"餐餐有蔬菜"。简而言之，老年人吃蔬菜重在新鲜，多选深色蔬菜，种类要丰富。

按结构和可食部位的不同，蔬菜通常分为叶菜类、根茎类、瓜茄类、鲜豆类、花芽类和菌藻类（常见的蔬菜种类详见下表）。蔬菜对膳食营养的贡献度以维生素C、维生素A（胡萝卜素）、钾、镁和叶酸，以及不可忽略的膳食纤维和多种多样的植物化学物为主。

蔬菜的分类及常见品种

蔬菜种类	常 见 蔬 菜
叶、花和嫩茎类	如油菜、菠菜、菜花、青菜、芹菜、竹笋等
根茎类和薯芋类	如白萝卜、胡萝卜、甜菜头、芋头、山药等
茄果类	如南瓜、胡瓜、茄子、西红柿、青椒等
鲜豆类	如菜豆、豌豆、扁豆、蚕豆、长豆角等
葱蒜类	如大蒜、大葱、青葱、韭菜、洋葱等
水生蔬菜	如藕、茭白、慈姑、菱角等
菌藻类	菌类：如蘑菇、香菇、平菇、木耳、银耳等 藻类：如海带、裙带菜、紫菜等
其他	树生菜（如香椿、槐花等）；野菜（如苜蓿、荠菜等）

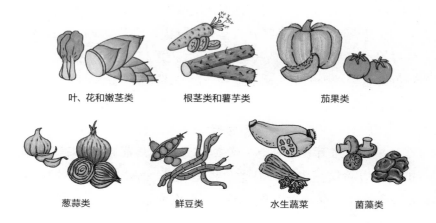

叶、花和嫩茎类　　　根茎类和薯芋类　　　茄果类

葱蒜类　　　鲜豆类　　　水生蔬菜　　　菌藻类

提到植物化学物，不得不说它是大自然最慷慨的馈赠之一。萝卜、胡萝卜、大头菜等根茎类蔬菜含有丰富的胡萝卜素、硫代葡萄糖苷；莴苣、芹菜、菠菜、茼蒿、苋菜、蕹菜等绿叶蔬菜含有丰富的类胡萝卜素和皂苷；洋葱、大蒜、大葱、香葱、韭菜等葱蒜类含有丰富的含硫化合物，以及一定量的类黄酮、大蒜素；番茄含有丰富的番茄红素和β-胡萝卜素，茄子含有芦丁等黄酮类物质；瓜类蔬菜含有皂苷、类胡萝卜素和黄酮类；藕、茭白、慈姑、荸荠、水芹、菱角等水生蔬菜含有丰富的萜类和黄酮类物质；食用菌类含有丰富的多糖，如香菇多糖、金针菇多糖、木耳多糖等。如此看来，想要全面摄入植物化学物，需做到种类不重样。

此外，"蔬菜吃够量"也不容忽视，原因有二。一则，一项2018年的国人健康与营养调查显示，近些年，我国居民蔬菜摄入量逐渐下降；二则，只有达到蔬菜进食的推荐量，其营养价值才能完全体现。蔬菜的营养价值具体表现为降低心血管疾病发病率与死亡风险，降低糖尿病、食管癌、胃癌、结肠癌、肺癌、乳腺癌等的发生风险等。

烹饪得当，能最大限度地保留蔬菜的营养价值。例如，先洗后切保留营养；开汤下菜减少营养素损失，改善蔬菜口感；急火快炒减少营养素流失（一些豆类蔬菜须重复加热、烹饪透彻）；炒好即食，减少细菌对硝酸盐的还原作用，避免蔬菜亚硝酸盐含量增加；等等。

在所有蔬菜中，菌藻类易被老年人忽视。常见的菌类有香菇、平菇、木耳、银耳等；藻类有海带、紫菜、裙带菜等。老年人可以将菌藻类作为叶菜、根茎蔬菜、茄果类蔬菜的配菜，不仅丰富了菜品的颜色与口感，还能作为膳食纤维、菌类多糖、硫化物的良好补充，从而发挥其抗肿瘤、预防慢性病发生的营养价值。

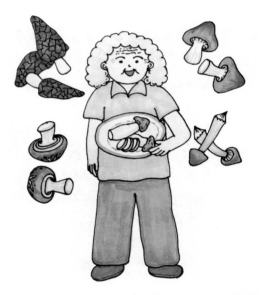

▲ 建议老人适量常吃菌藻类，为健康"加分"

素食人群是指以不食畜肉、家禽、海鲜、蛋、奶等动物性食物的人群。其中，完全戒食动物性食品及其产品的，为全素人群；不戒食蛋奶类及其相关产品的，为蛋奶素人群。基于信仰等因素，素食人群应得到应有的尊重。但对于可以自由选择饮食方式的人而言，从营养学角度出发，老年人不宜选择全素膳食。

素食人群的动物性食物摄入不足，食物搭配若不合理，易增加维生素B_{12}、n-3多不饱和脂肪酸、铁、锌、蛋白质等营养素缺乏的风险，因此，老年素食人群有以下几点注意：

● 食物多种多样，以谷类为主，适量增加全谷物。谷类是素食者的能量主要来源，多吃全谷物、薯类和杂豆，能为素食者提供更多蛋白质、维生素、矿物质、膳食纤维等，应每天食用；

● 增加大豆及其制品的摄入，可选用发酵豆制品。大豆及其制品是素食者的重要食物，可从中获得丰富的蛋白质；发酵豆制品中含有维生素B_2，素食者应比一般人摄入更多大豆及其制品，尤其是发酵类的豆制品；

● 常吃坚果、海藻和菌菇。藻类（尤其是微藻）含有n-3多不饱和脂肪酸及多种矿物质；

● 保障蔬果摄入充足。老年人宜每天摄入蔬菜300～450克，水果200～300克；

● 合理选择烹调油。宜选择多种植物油，尤其是亚麻籽油、紫苏油、核桃油，以满足素食者对n-3多不饱和脂肪酸的需求；

● 定期监测自身营养状况。及时发现和预防营养缺乏，并遵医嘱治疗。

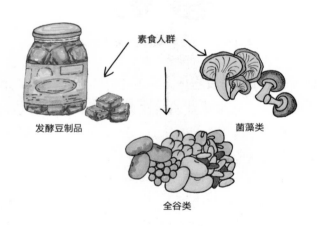

蔬菜吃够量，种类不重样；餐餐有蔬菜，深色更有营养！值得注意的是，蔬菜与水果不能相互替代，老年人应做到顿顿有蔬菜、天天有水果，而不是只选其一。

生活甜蜜蜜，吃水果有秘籍

　　水果最吸引人的地方，莫过于它的芳香甜美。营养学上，根据果实的形态和生理特征，将水果分为：① 仁果类，如苹果、梨、山楂等；② 核果类，如桃、李、枣、梅、樱桃等；③ 浆果类，如葡萄、草莓、柿子、无花果、蔓越莓等；④ 柑橘类，如柑、橙、柠檬、柚子等；⑤ 瓜类，如西瓜、甜瓜等；⑥ 其他，如热带、亚热带的榴莲、杨桃、椰子、番石榴、菠萝蜜、山竹等，以及植物茎、根的甘蔗、雪莲果……水果品种丰富、琳琅满目，是人体矿物质、维生素和膳食纤维的重要来源。

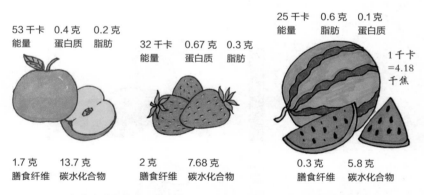

| 53千卡能量 | 0.4克蛋白质 | 0.2克脂肪 |

| 32千卡能量 | 0.67克蛋白质 | 0.3克脂肪 |

| 25千卡能量 | 0.6克脂肪 | 0.1克蛋白质 |

1千卡=4.18千焦

| 1.7克膳食纤维 | 13.7克碳水化合物 |

| 2克膳食纤维 | 7.68克碳水化合物 |

| 0.3克膳食纤维 | 5.8克碳水化合物 |

　▲ 水果的膳食纤维、维生素、矿物质、植物化物是重要的营养价值

　　水果的甜蜜特性注定了它具有不小的含糖量。通常，100克水果的含糖量为5～30克。老年人喜爱水果的滋味鲜美、水分充足，却又担心食用水果后引起血糖升高，诱发糖尿病。水

果对老年人有何益处？患有糖尿病的老年人能吃水果吗？怎么吃？

对老年人而言，水果中的膳食纤维、维生素C和植物化学物是最重要的营养素。其中，可溶性膳食纤维和不溶性膳食纤维能降低血清总胆固醇水平，减缓糖分在肠道的吸收速度，吸收水分，使粪便体积增加，减缓上消化道的蠕动而增加饱腹感，发挥调节血脂、血糖，预防便秘的作用，从而降低直肠癌、心血管疾病的发病和死亡风险。

相较大部分蔬菜需要烹饪后食用，水果通常是"生吃"，其中的维生素C能最大限度地被保留下来。此外，有些老年人患有缺铁性贫血，需要补铁治疗，而充足维生素C的摄入对补铁大有裨益。水果中富含的叶酸、维生素K、有机酸、生物类黄酮、胡萝卜素等物质，均对老年人健康有益。《中国居民膳食指南（2022）》推荐老年人每天摄入水果200～300克。

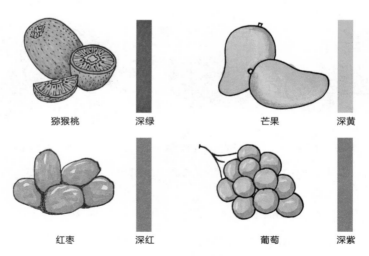

猕猴桃	深绿	芒果	深黄
红枣	深红	葡萄	深紫

▲ 老人应重视选择颜色深的水果，因为它们的营养素密度更高

选水果重在"多色"，而不在"进口"或"高级"。尤其是颜色深的水果，常常是植物化学物含量丰富的表现。常见的深色水果包括深绿色的猕猴桃，深红色的枣，深黄色的柑橘、柿子、芒果、哈密瓜等，深紫或黑色的樱桃、黑布林、桑葚等。

　　吃水果也讲究科学，具体做法为：换着吃、适量吃、应季吃。牙口不佳的老年人可以将水果与蔬菜搭配食用，如制成色拉拌菜、什锦蔬果，鲜榨水果蔬菜汁（不去渣）等。

　　对于高血糖或已患有糖尿病的老年人而言，选购水果应"多个心眼"。研究发现，较"生硬"的水果对血糖更"友好"。以下图为例，生香蕉和熟香蕉的血糖生成指数不一样。通常，水果越"年长"，其中的小分子糖（葡萄糖、果糖）含量越高，食用后的升糖速度越快。此外，患有糖尿病的老年人食用水果时还应量"糖"而行。当空腹血糖＜7.8毫摩/升，餐后2小时或随机血糖＜10.0毫摩/升时，糖尿病老年患者可以在两顿主餐间食用水果，且将每天食用水果量控制在200克左右。

不同新鲜水果的血糖生成指数（GI值）

了解水果的GI值，有助于合理选择品种，但要获得良好的血糖水平，吃水果的量也要控制。

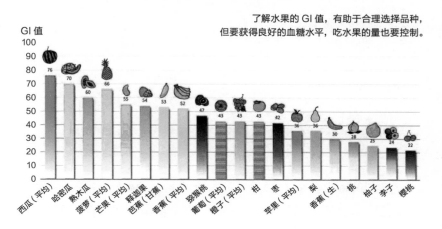

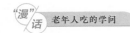
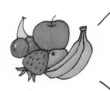

血糖（值）： 空腹
 <7.0 毫摩/升   餐后2小时或随机
 <10.0 毫摩/升

高血糖的老年人，吃水果除了品种，也要量"糖"而行，一般空腹血糖 <7.0 毫摩/升，餐后2小时或随机血糖 <10.0 毫摩/升，可以在两顿主餐间吃水果，建议每天 200 克左右

量与品种 ——— 量：200 克左右

品种：

特别提醒：喝果汁不如吃水果

新鲜水果的主要成分包括果胶、纤维素、抗氧化的多酚类物质、钾、钙、维生素 C、胡萝卜素、花青素、有机酸等。其中，部分果胶、纤维素、钙、胡萝卜素是不溶于水的，故现榨果汁中的膳食纤维远不及新鲜水果。其次，压榨和打浆使水果被氧化，许多营养素和抗氧化物质悄悄流失，维生素 C 损失率高达 80%。最后，水果制成果汁、果浆后易导致摄入过量。例如，2个橙子约制成 1杯橙汁，喝 1杯橙汁相当于摄入了2个橙子所含的能量。因此，对咀嚼与胃肠功能正常的人来说，吃水果比喝果汁更健康。

水果好吃也要悠着点吃。科学吃水果，为老年人健康"加分"！

要想营养好，畜肉、禽肉少不了

畜肉和禽肉获取方便，烹饪方式多样，人们对其接受度高，是居民餐桌上的"常客"，在一些家庭中甚至餐餐可见，是我国居民膳食的重要组成部分。

畜肉指的是猪、牛、羊、马等的肌肉、内脏等；禽肉指的是鸡、鸭、鹅等的肌肉、内脏等。畜肉和禽肉最重要的营养价值是提供丰富的脂肪、矿物质和维生素。此外，畜禽肉的蛋白质含量很高，每100克畜、禽肉的蛋白质含量可达10～20克，且均为优质蛋白质。不过值得注意的是，不同部位畜肉所含的蛋白质含量差别较大。以猪肉为例，100克猪里脊肉约含20克蛋白质，而100克猪五花肉的蛋白质含量仅为7.7克。禽肉的质地较畜肉细嫩，且肌肉组织中的含氮浸出物较多，这便是禽肉炖汤味美的秘密。

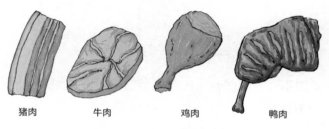

猪肉　　　　　牛肉　　　　　鸡肉　　　　　鸭肉

▲ **为人体提供优质蛋白质**

《中国居民膳食指南（2022）》对老年人动物性食物的摄入推荐量为120～150克/日，且应保证种类多样性。其中，鱼的推荐摄入量为40～50克/日，畜、禽肉的推荐摄入量为40～50克/日，蛋类的推荐摄入量为40～50克/日。

从建议摄入量不难看出，老年人选择动物性食物应遵循"控制总量，分散食用"的原则，既兼顾了多种动物性食物的营养优势，又避免了集中摄入某种动物性食物可能造成的营养不均衡：只吃畜肉可能导致脂肪摄入较多，只吃鱼可能导致铁摄入不足，只吃禽肉便错过了水产品所富含的不饱和脂肪和脂溶性维生素。如果老年人做不到每天多种兼顾（摄入多种畜肉和禽肉），能保障每周多种兼顾也不赖。

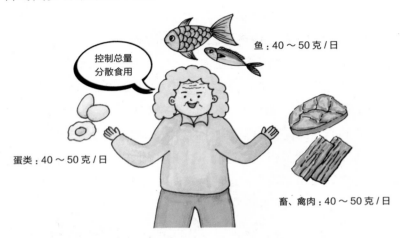

鱼：40 ～ 50 克 / 日

控制总量
分散食用

蛋类：40 ～ 50 克 / 日

畜、禽肉：40 ～ 50 克 / 日

▲ 每天建议老年人的动物性食物食用量

与肌肉不同，内脏食物的胆固醇含量更高，如每100克猪脑中的胆固醇含量为2 571毫克，每100克牛脑中的胆固醇含量为2 447毫克；每100克猪肝中的胆固醇含量为288毫克，每100克牛肝中的胆固醇含量为297毫克。内脏食物并非一无是处，营养优势也非常显著，最大的特点就是矿物质（铁、铜、锌、硒）、脂溶性维生素（尤其是维生素A）和维生素B$_2$含量非常高（见下表）。

常见动物性食物及内脏的营养素含量

	蛋白质（克/100克）	视黄醇（微克/100克）	铁（毫克/100克）	胆固醇（毫克/100克）
猪里脊	20.2	5.0	1.5	55.0
猪肝	19.3	4972.0	22.6	288.0
鸡胸脯	19.4	16.0	0.6	65.0
鸡肝	16.6	10414.0	12.0	356.0

老年人食用内脏食物应适量（每次40～50克），并注意间隔时间（2～3次/月）。食用内脏食物时，应减少蛋黄、肥肉等富含胆固醇食物的摄入量，避免短时间内胆固醇摄入量超标。

畜、禽肉类食物烹饪方式多样，尤其做成汤品，深受老年人喜爱。在传统观念中，人们认为喝汤能滋养身心，增进食欲，增加营养，然而事实并非如此。汤的营养价值非常有限，其中90%以上是水分，只有极少量的蛋白质（0.5%～2%）、矿物质和碳水化合物。由于大部分肉类食物的蛋白质都不能溶解在汤水中，老年人想要增加营养，喝汤的同时还得吃肉。

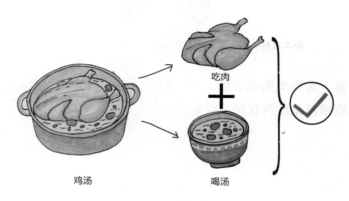

吃肉

鸡汤　　　　　　喝汤

▲ 补充营养——既要喝汤，更要吃肉

畜、禽肉类常被加工成多种多样的肉制品，常见的有腌腊制品、酱卤制品、熏烤制品、干制品、肉灌制品等，这些加工处理方式延长了肉类的储存期，并使烹饪方式、口味口感更加丰富多样。然而，过量食用肉制品，尤其是熏腌和深加工的肉制品，会增加胃癌和食管癌的患病风险，且在深加工过程中，肉类的营养素（如B族维生素、氨基酸等）损失较多。因此，老年人进食畜、禽肉类应以新鲜烹制的为主，少吃加工肉制品。

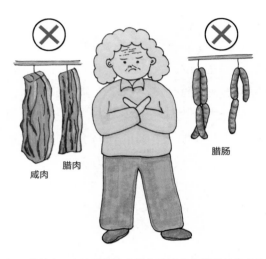

▲ 加工肉制品——过多摄入会增加胃癌和食管癌的患病风险

畜、禽肉类购买方便，烹调容易，老年人宜选购新鲜瘦肉，并根据推荐量适当食用，益处多多！

禽蛋"身材小"，营养"学问大"

每天早餐吃一个鸡蛋，是许多老年人多年来的习惯。鸡蛋虽小，却是每个年龄段"通吃"的食物。

蛋类主要包括鸡蛋、鸭蛋、鹅蛋、鹌鹑蛋、鸽蛋等，其中以鸡蛋的食用最普遍、销量最高。蛋类的保鲜期较短，因此，人们常常用蛋类作为原料，制成许多蛋类制品，如皮蛋、咸蛋、鸡蛋干、干全蛋粉、干蛋清粉及干蛋黄粉等。皮蛋与咸蛋赋予了蛋类更丰富的味蕾体验，佐餐配菜，深受老年人喜爱。

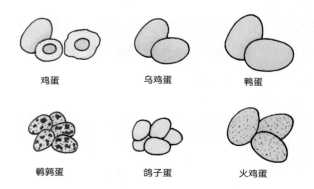

鸡蛋   乌鸡蛋   鸭蛋

鹌鹑蛋   鸽子蛋   火鸡蛋

　　禽蛋的主要"贡献"为优质蛋白质，其营养价值与人体对蛋白质的营养需求很接近，是蛋白质生物学价值最高的食物，常被用作参考蛋白，即蛋白质里的"标兵"。此外，禽蛋中的蛋白质不仅方便获取，还有着极高的性价比。相比海参、鲍鱼，禽蛋价格更亲民，烹饪更方便。

　　与大多数人认为的"鸡蛋蛋白质大多'藏'在蛋清里"相反，鸡蛋蛋白质主要存在于蛋黄中。然而说到蛋黄，老年人的第一反应往往是"蛋黄胆固醇高，不能吃"。事实真是如此吗？过去研究认为，蛋黄因为富含胆固醇，摄入后可使血脂升高。随着医学和营养学研究的不断深入，这一结论不断更新。事实上，蛋黄胆固醇虽高，但其富含的卵磷脂却具有降低血清胆固醇的作用。因此，适量摄入鸡蛋并不会显著提升血清胆固醇水平，也不会增加心血管疾病的发病风险。相反，卵磷脂的存在还能促进脂溶性维生素吸收。此外，蛋黄中的脂溶性维生素（维生素A、维生素D、维生素E、维生素K）十分齐全，还富含维生素B_2、胡萝卜素、叶黄素、玉米黄素，它们对维护老年人视力（主要是预防黄斑变性）和预防心脑血管病变有利。因此，老年人可以放心食用蛋黄。

既然蛋黄"百利无害"，吃得越多越好吗？综合国内外多项研究的分析结果表明，每天吃一个带蛋黄的鸡蛋，不会增加患心脑血管疾病、糖尿病的风险。《中国居民膳食指南（2022）》推荐老年人每天食用40～50克蛋类，这也正好是一个鸡蛋的量。老年人应尽量吃煮蛋、炖蛋、水卧蛋，它们比炒蛋更有利于健康。

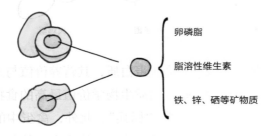

卵磷脂

脂溶性维生素

铁、锌、硒等矿物质

▲ 蛋黄虽小，营养却不少

延伸阅读

　　胆固醇"遍布"人体各组织中，许多生物膜的组成离不开胆固醇。此外，胆固醇是体内合成维生素D_3和胆汁酸的原材料，若离开胆固醇，钙磷代谢、脂类乳化、脂溶性维生素的吸收均会受到不小的阻碍。人体内其他激素，如皮质醇（影响蛋白质、糖和脂类代谢）、醛固酮及性激素的合成都离不开胆固醇。因此，胆固醇对健康并非"百害无利"。

　　值得注意的是，胆固醇的主要来源并不是"吃"，而是自身生成。近年的多项研究表明，人体自身脂肪代谢对血清总胆固醇的影响远超膳食摄入。高胆固醇血症可增加心血管疾病的发病风险，已患有慢性病、血脂异常或有家族史的高危人群，应限制胆固醇的摄入量。

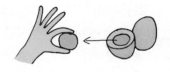

吃蛋黄与高胆固醇血脂不能划等号，人体内的胆固醇来源并非只有吃这一个途径

在蛋类的选购问题上，老年人的疑惑较多。例如，价格较昂贵的DHA鸡蛋值得买吗？鸡蛋可以生吃吗？咸蛋也是蛋，多吃咸蛋也有利于健康吗？

通常，平均一枚50克富含DHA的鸡蛋可能含有150～250毫克DHA。DHA可以促进胎儿大脑与视力发育，尤其适用于需要DHA的孕妇和哺乳期女性。老年人从水产品中也能摄入日常所需的DHA，因此，DHA鸡蛋不是必需品。

如今，市面上热卖的生食鸡蛋进行了杀菌处理，使鸡蛋的烹饪方法变得更多样（如拌饭等），使生吃或半熟吃鸡蛋的安全性更高。然而，由于鸡蛋中含有抗生物素因子和抗胰蛋白酶因子，长期吃生鸡蛋可能导致老年人生物素缺乏，引起脱发、皮肤损害等异常症状，应引起重视。

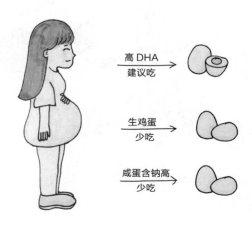

高DHA
建议吃

生鸡蛋
少吃

咸蛋含钠高
少吃

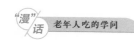

制作咸蛋需引入大量食用盐，由此便增加了其中的钠含量，过量钠摄入不利于老年人健康。喜爱食用咸蛋的老年人可尽量选购用低钠盐制作而成的咸蛋。

饮食多水产，鱼、虾、蟹、贝巧选择

水产品是极具营养价值的一类食物，主要分鱼类、甲壳类和软体类。鱼类又分为海水鱼和淡水鱼，前者包含深海鱼和浅海鱼；甲壳类以"虾兵蟹将"为主；软体类有章鱼、鱿鱼等。

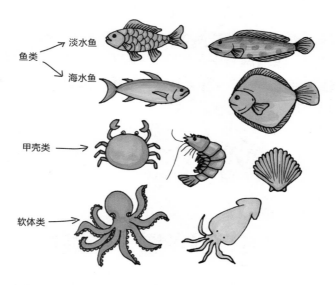

甲壳类和软体类水产品的蛋白质含量为15% ～ 17%，属高蛋白质食物。鱼类的蛋白质含量更高，每100克含有15 ～ 25克

蛋白质，而且是富含亮氨酸、赖氨酸的优质蛋白质。此外，鱼类的肌肉纤维细而短，咀嚼费力的"间质蛋白"少，肉质水分含量多，这些特点使鱼肉质地柔软、细嫩，比畜肉、禽肉更易消化，也更受老年人喜爱。

不同种类鱼的脂肪含量差别较大，大多集中在皮下和内脏周围，肌肉组织中含量很少。提到鱼类脂肪，很多人都被其中的不饱和脂肪酸所吸引，尤其是深海鱼类。深海鱼富含的二十碳五烯酸（EPA）和二十二碳六烯酸（DHA）可改善膳食脂肪酸平衡、降低炎症反应等功效。

此外，鱼肉的含钙量比畜肉、禽肉高，是老年人膳食钙的理想来源。水产品中的锌和硒含量丰富，锌有助于提升老年人的味觉，增强免疫力；硒参与体内脂质的过氧化物清除"工作"，是延缓机体衰老的重要营养素。

衰老可导致人体氧化应激增强，引发许多慢性疾病，增加机体对抗氧化物质的需求量，极易导致血中维生素A消耗；维生素D最重要的生理功能是参与钙、磷代谢，维持骨健康。因此，鱼类肝脏中所富含的维生素A与维生素D对老年人健康意义重大。

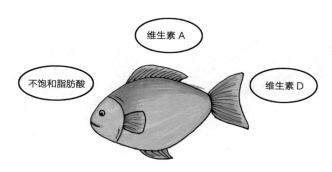

▲ 鱼类所含的n-3多不饱和脂肪酸（EPA、DHA），以及富含的
　　维生素A、维生素D，是有利于老年人健康的营养素

　　"虾兵蟹将"营养价值虽高，但常使人"爱在心、口难开"。具体原因包括水产品烹饪麻烦、害怕不慎吞下鱼刺、担心食用后发生痛风、海洋污染可能造成食品安全隐患等原因，使老年人望而却步。

　　确实，已患有高尿酸血症和痛风的老年人不宜过量食用水产品（淡水鱼、虾除外），尤其是凤尾鱼、沙丁鱼等，以免增加痛风的发生风险。

　　有关海洋污染的话题日益增多，为避免食品安全隐患，不少老年人对海鱼等海鲜敬而远之，将目光投向鱼油保健品，以此作为海鲜的营养替代品，这种做法可行吗？其实，对健康的老年人而言，服用鱼油保健品（主要是EPA和DHA等n-3多不饱和脂肪酸保健品）不如直接吃鱼。除了n-3多不饱和脂肪酸外，吃鱼所摄入的蛋白质、锌、硒等营养素是鱼油不能提供的。而且，过量摄入EPA可能导致人体凝血时间延长，伤口愈合延缓和免疫功能下降，得不偿失。不过，海洋污染确实使生活在海洋里的鱼类体内汞、砷、镉等的含量比生活在陆地上的畜肉、禽肉高。因

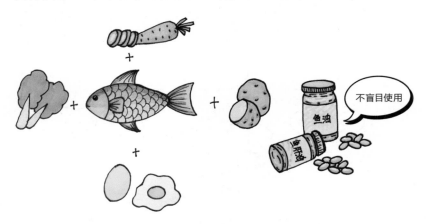

　　▲ 适量吃鱼不过量，多种食物巧搭配；不盲目使用鱼油和鱼肝油保健品。

此，尽管海产品的营养价值高，摄入量应受限。日常生活中，大家应谨慎购买、食用来自被污染水域的鱼类。

延伸阅读

　　鱼油和鱼肝油不是同一种保健品，健康作用截然不同。鱼油是指从水产品或由它们的加工副产物中分离、提取而来的油脂，主要作用是补充n-3多不饱和脂肪酸。鱼肝油是指从鱼类的肝脏中提取富含维生素A、维生素D的油脂，主要作用是补充维生素A和维生素D，过量服用可能导致中毒，不可滥用。

11

餐桌"常客"，少不了豆制品

　　豆类主要分为富含蛋白质的大豆（如黄大豆、青大豆、黑大豆、白大豆等）和富含淀粉的杂豆（如豌豆、蚕豆、绿豆、红豆、小豆和芸豆等）。我国是大豆的原产地，大豆品种多样。在我国的居民膳食中，小小的豆有大大的"担当"。例如：黄豆和黑豆的脂肪含量较高，可用来榨油；以大豆类为原料做成的多种多样食品，如豆腐、豆浆、豆腐干、豆酱等，是膳食中优质蛋白质和植物化学物的重要来源；杂豆富含淀粉，常被制成粉条、粉皮、凉皮、豆沙等富含碳水化合物的食物；等等。

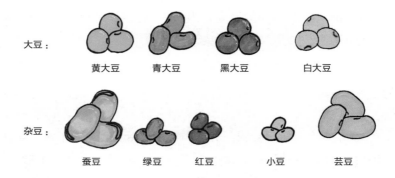

大豆：　黄大豆　青大豆　黑大豆　白大豆

杂豆：　蚕豆　绿豆　红豆　小豆　芸豆

大豆含有丰富的钙、铁、维生素B、维生素E，其中的大豆异黄酮、大豆皂苷、大豆甾醇、大豆卵磷脂、大豆低聚糖是区别于其他食物的最大营养特点。大豆异黄酮有抗氧化作用和弱雌激素活性；大豆皂苷有抗氧化、对抗自由基、抗肿瘤作用；大豆甾醇能阻碍胆固醇吸收，抑制血清总胆固醇上升，从而发挥调脂功效；大豆卵磷脂同样具有调脂作用；大豆低聚糖作为"益生元"被广为使用，具有维持肠道微生态平衡，提升免疫力，辅助调脂和降血压的作用。即便是过去认为大豆对消化和营养吸收有"负面影响"的植酸和蛋白酶抑制剂，如今也得以"拨乱反正"，其具有抗血小板凝集、防脂质过氧化，以及对抗艾滋病病毒的积极作用。因此，豆类应成为餐桌上的"常客"。《中国居民膳食指南（2022）》推荐老年人每周摄入大豆105克左右。

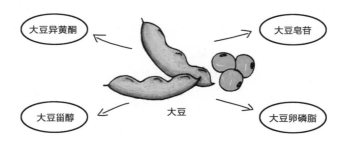

大豆异黄酮　大豆皂苷　大豆甾醇　大豆　大豆卵磷脂

对较少摄入奶类的老年人而言，豆制品是膳食中钙的重要来源。在卤水豆腐（用氯化镁制作的豆腐）的基础上，进一步制成的豆腐干、豆腐丝、豆腐皮等的含钙量更高。此外，卤水豆腐因由氯化镁制成，食用时能增加镁的摄入量，加上大豆本身所含的异黄酮，均有利于预防骨质疏松症。

有不少吃素食的老年人因动物性食物摄入减少，蛋白质摄入不足，豆制品的"身影"应更多地出现在他们的餐桌上。大豆中的蛋白质含量很高（35%～40%），且赖氨酸含量高，属优质蛋白质。素食者如果将大豆和谷类混合食用，将获得更优质的蛋白质。另外，素食的老年人可适当摄入发酵豆制品，如豆豉等，并适当服用营养补充剂，以保证维生素 B_{12} 摄入充足。

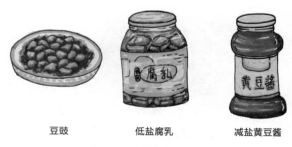

豆豉　　　　　低盐腐乳　　　　减盐黄豆酱

▲ 发酵豆制品更易吸收，营养丰富

老年人面对大豆和豆制品时，常又爱又怕——爱它的美味和丰富营养，怕它"诱发乳腺癌""升高尿酸"，食用大豆和豆制品会诱发疾病吗？答案是否定的。

大部分嘌呤由人体自身合成，对普通人而言，基因对尿酸的影响比食物更大。首先，高尿酸多是由于体内嘌呤—尿酸代谢障碍引起，仅小部分嘌呤从食物中来；其次，食物中的嘌呤多见于肉汤、动物内脏、贝类及鱼类（如凤尾鱼、沙丁鱼等）中，豆类和豆制品并非产生高尿酸的"主力军"。最后，大豆中的嘌呤种类与肉类中的不同。大豆中的腺嘌呤代谢为尿酸的过程比肉类中的次黄嘌呤代谢成尿酸更"麻烦""低效"，因此，豆制品对尿酸的影响比肉类小。

许多女性担心，大豆含有的植物雌激素异黄酮是否会促进乳腺疾病发生、发展。很多流行病学研究表明，亚洲女性正常摄入大豆及豆制品，有利于预防乳腺癌等女性相关癌症的发生；对于乳腺癌患者而言，摄入大豆及豆制品无害。而且，围绝经期女性适当摄入大豆和豆制品，有利于缓解不适症状，降低绝经后骨质疏松症的发生风险。

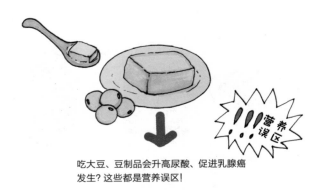

吃大豆、豆制品会升高尿酸、促进乳腺癌发生？这些都是营养误区！

▲ 老年人适量吃豆，有益无害；豆肉结合，为健康"加分"！

每天 300 毫升奶，健康益处多

喝奶不仅是孩子的事。《中国居民膳食指南（2022）》建议老年人服用不同种类的奶，如牛奶、羊奶等鲜奶，或奶粉、酸奶、奶酪、炼奶等奶制品，推荐摄入量为每天300毫升，或含有相应量蛋白质的奶制品。

奶类是一种营养素齐全，容易消化、吸收的优质食品，是老年人不可多得的营养来源。1盒250毫升鲜奶的蛋白质含量为7～8克，奶类的脂肪易于消化；碳水化合物主要是乳糖，有益于肠道乳酸杆菌繁殖，促进胃肠蠕动、消化液分泌，利于钙吸收；等等。我国老年人膳食钙的推荐摄入量为每天800毫克，一盒250毫升鲜奶的含钙约260毫克，可提供每天钙推荐量的30%左右，这也是老年人应重视奶类摄入量的重要原因。

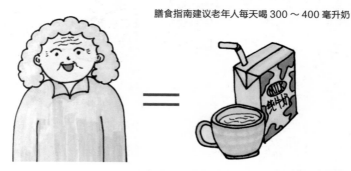

膳食指南建议老年人每天喝300～400毫升奶

250毫升奶含蛋白质7～8克，钙约260毫克

不少老年人没有喝奶的习惯，也有老年人认为，年轻时没怎么喝过奶身体也无恙，所以不喝奶也无妨，其实不然。随着年龄增长，人体对营养素的需要和利用程度都发生了变化，奶类具有的营养特点均为老年人健康所需。因此，老年人应选择适合自己的奶制品，如鲜奶、酸奶、奶酪、奶粉等，逐渐培养喝奶的习惯，并持之以恒。

常见的乳制品有巴氏杀菌乳、灭菌乳、调制乳、发酵乳、炼乳和乳粉。巴氏杀菌乳和灭菌乳除"丢失"了维生素C外，营养价值与新鲜生牛乳最接近。发酵乳通常以生牛（羊）乳或乳粉为原料，经过杀菌、接种嗜热链球菌和保加利亚乳杆菌（德氏乳杆菌保加利亚亚种）、发酵等环节制成。经过乳酸菌发酵后，其中的乳糖变为乳酸，蛋白质凝固，游离氨基酸和肽增加，脂肪发生不同程度水解，不仅风味更独特，营养价值也更高。而且，发酵乳中蛋白质被人体吸收、利用率更高，叶酸含量增加1倍，可刺激胃酸分泌、促进消化，尤其适合乳糖不耐受的老年人。

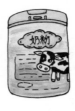

▲ 奶制品多种多样，有些需要冷藏，有些可放在室温

常有人抱怨，自己服用牛奶后会发生腹胀、排气、腹泻、腹痛等不适，这是为何？一则，有些人的肠道缺乏分解乳糖的酶，喝下的乳糖不能被分解，而在肠道内发酵、产气，从而造成一系列不适症状。这些人可以选择乳糖已经发酵为乳酸的乳制品，如酸奶、奶酪等，以缓解乳糖不耐受的症状。二则，是有些人对奶中的蛋白质类型不适应造成的。需要注意的是，乳糖不耐受与牛奶蛋白过敏不是一回事，已确定为牛奶蛋白过敏者不宜喝牛奶。

很多老年人认为，奶类与豆浆是一回事，这一认识显然是错误的，二者的营养价值各有千秋。豆浆的蛋白质含量与牛奶相当，饱和脂肪酸、碳水化合物和胆固醇含量均较牛奶低，不过，其中的钙、硒、锌、维生素A、维生素B_2含量不如奶类高。故从整体营养结构上而言，老年人应交替饮用奶类与豆浆，患心血管疾病和肥胖症的老年人，宜选择脱脂奶或低脂奶。

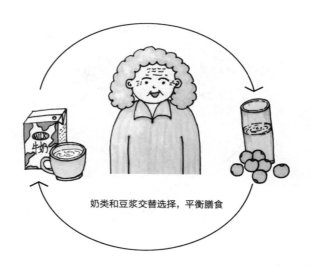

奶类和豆浆交替选择，平衡膳食

既然喝奶是个好习惯，早上喝好还是晚上喝好呢？其实，喝奶没有特殊的时间要求。一杯奶能便捷地为早餐提供约一半的优质蛋白，也能为晚间适当补充能量，安神助眠。

越贵的奶营养价值越高吗？当然不是，奶类的营养价值与价格未必成正比。同类型不同档次的巴氏奶质量差异主要体现在奶牛的品种、饲养条件、原奶品质和收购、运输过程等方面，至于较小众的羊奶、驼奶、驴奶等奶类，它们与牛奶的营养含量略有不同：羊奶所含的牛磺酸、维生素A、钙、铁和硒比牛奶高；驼奶所含的乳清蛋白、硒、维生素C比牛奶高；驴奶所含的硒和乳清蛋白比牛奶高。对于长期规律地摄入液态奶的老年人而言，不同奶类间的营养成分差别不会给整体膳食营养造成显著影响。事实上，它们与牛奶的价格差异巨大并非由营养价值决定的，而是因为牛奶的产业链成熟，所占市场份额大，羊奶、驼奶和驴奶等奶源有限，原奶收购价格较高所致。

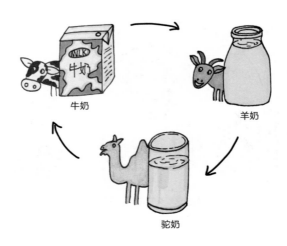

牛奶

羊奶

驼奶

奶类是钙和蛋白质的重要来源，国人具有长期钙摄入不足的问题，大量摄入奶类可有效补钙。

科学用油，为健康"加油"

在日常生活中，油一般指代食用油，主要分为动物油和植物油。动物油是从动物体内提取的油脂，常见的有猪油、牛油、羊油等；植物油是从植物果实、种子、胚芽中提取的油脂，常见的有菜籽油、花生油、火麻油、玉米油、橄榄油、山茶油、棕榈油、葵花籽油、大豆油、芝麻油、亚麻籽油（胡麻油）、葡萄籽油、核桃油、牡丹籽油等。

油是生活的必需品，与健康息息相关。不同油的主要区别在于脂肪酸的成分和比例。脂肪酸是食用油的主要成分，一般分为饱和脂肪酸、单不饱和脂肪酸和多不饱和脂肪酸3种。饱和脂肪酸多存在于牛、羊、猪等动物油脂中，老年人每天摄入饱和脂肪酸不宜超过10克，包括黄油（奶油）、起酥油、巧克力、猪油等。多不饱和脂肪酸多存在于植物油脂中，典型代表有亚油酸、EPA、DHA，有利于降低血清胆固醇，预防动脉粥样硬化。单不饱和脂肪酸多存在于橄榄油、花生油中，有助于降低低密度脂蛋白、提高高密度脂蛋白水平，在预防动脉粥样硬化方面有积极作用。通常，油由不同比例的三种脂肪酸共同构成。常听说"1：1：1"的油营养更均衡，其中的"1：1：1"指的就是饱和脂肪酸、单不饱和脂肪酸、多不饱和脂肪酸的比例为1：1：1。植物油中含有较多的不饱和脂肪酸，对健康有益；动物油中含有较高的饱和脂肪酸，不适合长期食用。

虽然油是必需脂肪酸和维生素E的重要来源，有助于食物中的脂溶性维生素吸收与利用，但摄入过多油可导致肥胖、血脂异

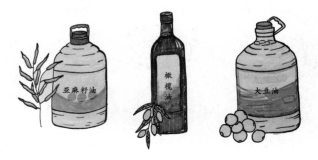

▲ 吃油要混搭

常、动脉粥样硬化，增加糖尿病、高血压、冠心病、脑卒中等慢性病的发生风险。因此，老年人应适量摄入油，并选择健康的油，如富含不饱和脂肪酸的植物油和富含单不饱和脂肪酸的动物油。同时，日常生活中保持均衡饮食，避免摄入过多脂肪与糖分，积极防治肥胖和其他慢性病。

"坏"脂肪主要是指对身体不利的脂肪，包括饱和脂肪酸和反式脂肪酸，主要存在于动物油脂和"垃圾"食品中。"坏"脂肪摄入过多，可提升血脂水平，增加体重，促进动脉粥样硬化，增加心脑血管疾病与前列腺肿瘤的发生风险。随着年龄增长，尤其进入老年期后，人体新陈代谢变慢，体力劳动减少，对脂肪的需求量也随之减少。因此，老年人应限制富含"坏"脂肪食物的摄入量，以豆油、花生油、葵花籽油等植物油作为脂肪的主要来源。

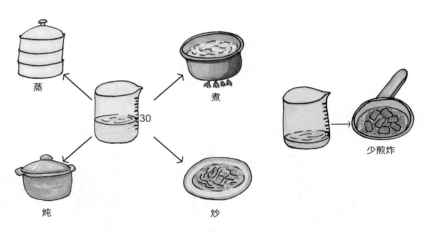

▲ 烹饪方式不同，用油量不同

中国营养学会推荐每人每天食用油25～30克，血脂异常者与老年人等，每天摄入的油脂量应该更低，否则不利于健康。

不过，低脂饮食对老年人健康也不利，主要表现为低脂饮食可能引起必需脂肪酸、脂溶性维生素缺乏，胆汁分泌减少，脂肪利用能力降低，故老年人用油应适量。控制食用油用量并不难，具体做法有：少用煎、炸烹饪法；炒菜时无需等油锅冒烟再下锅，当油从四周向中间出现明显翻动时即可下料翻炒；使用带有刻度的专用油壶；等等。

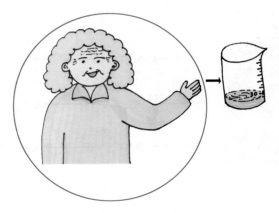

▲ 每人每天的烹调用油量应小于30克

市面上食用油种类众多，每种油的营养特点不同。《中国食物成分表》中的数据显示，花生油中的单不饱和脂肪酸占45.1%、多不饱和脂肪酸占41.3%；茶籽油中的单不饱和脂肪酸占76.4%、多不饱和脂肪酸占13.2%；葵花籽油中的单不饱和脂肪酸占21.5%、多不饱和脂肪酸占68.4%；大豆油中的单不饱和脂肪酸占31.0%、多不饱和脂肪酸占54.9%。日常烹饪时，可将两种及以上食用油调配食用，或隔段时间换种油食用。

所有食物都有保质期，油也不例外。未开封食物油的保质期一般为18个月；开封后，一旦出现"油哈"味（食用油脂发生酸败反应产生的），便不可再食用。酸败的油脂不仅营养价值大"打折扣"，还可能造成呕吐、腹泻等不适症状，长时间食用还可能增加肿瘤、心血管疾病的发生风险。

食用油要吃得安全，首先要把好"选购关"。消费者应通过正规渠道购买包装完整、标志齐全的食用油，生产食用油的厂家须取得国家食品安全认证标志（GB）。

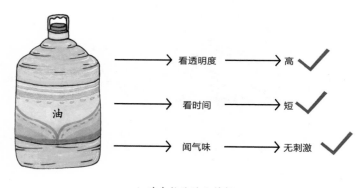

看透明度 ——→ 高 ✓

看时间 ——→ 短 ✓

闻气味 ——→ 无刺激 ✓

▲ 选食物油的小妙招

饮食有"滋"，生活有"味"

调味品是指能增加菜肴的色、香、味，促进食欲，有去腥、去膻、提鲜等辅助功能的食用品，是烹饪必不可少的。根据《调味品分类》（GB/T20903—2007），调味品一般分为食用盐、食糖、酱油、食醋、味精、酱类、香辛料和香辛料调味品、复合调味料及火锅调料等。

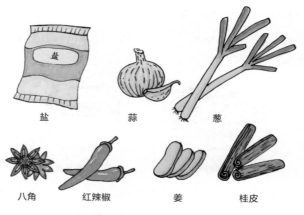

<table>
<tr><td>盐</td><td>蒜</td><td>葱</td></tr>
</table>

盐　　　　　　蒜　　　　　　葱

八角　　　红辣椒　　　　姜　　　桂皮

▲ 各种各样的调味品让饮食有"滋"，生活有"味"

调味品丰富了食物的味道，但不正确使用和摄入过量可能与慢性病的发生密切相关。第一，盐的成分是氯化钠，而钠是人体必需的常量元素。不过，人体每天所需的钠并不多，过多的钠不仅会增加肾脏的负担，还可能提升血压，增加钙等其他矿物质的排泄，甚至增加罹患胃癌的风险。第二，辣椒、姜、蒜等调味品可以刺激食欲，增加食物摄入量，但过量食用可增加胃肠道负担，引发消化系统疾病。第三，长期食用糖、蜂蜜等调味品可能增加糖尿病、肥胖等疾病的发生风险。第四，八角、茴香、花椒等调味品具有药理作用，适量食用可以起到抗菌、消炎、镇痛等作用。

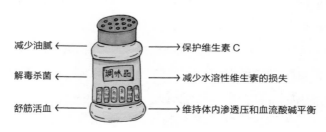

减少油腻 ←　　　　　　→ 保护维生素 C

解毒杀菌 ←　　　调味品　　→ 减少水溶性维生素的损失

舒筋活血 ←　　　　　　→ 维持体内渗透压和血流酸碱平衡

▲ 调味品的功能

不同调味品的风味、特点各不相同，烹饪时应根据食物的特点和口味搭配使用，避免重复使用同一调味品，造成口味单一、味道不佳。

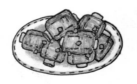

糖醋排骨

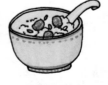

冰糖银耳羹

▲ 注意适量烹调用糖，糖醋类和冰糖银耳羹等菜肴，烹调用糖相对多一点

近些年，随着人民生活水平的提高，调味品的生产和经营出现了空前繁荣和兴旺，国内外新型调味品如雨后春笋般纷纷问世，并逐步向营养、卫生、方便、适口和多元化方向发展。那么，这些新型调味品的口味有哪些特色？具有哪些营养价值？适合哪些食物的烹饪呢？

❶ 鲜味宝　主要成分为氨基酸、核苷酸等，能够为食物提供浓郁的鲜味和口感，适用于炒、炖、煮和烧烤等烹饪方式，也可作为火锅、麻辣烫等汤底的调味料。

❷ 姜黄粉　香味浓郁，不仅可以用于烹饪调味，还具有抗炎、抗氧化、抗肿瘤等药理作用。

❸ 粉色海盐　一种含有大量矿物质的粉色的盐，咸味独特，适用于各种菜肴的烹饪。

❹ 肉桂粉　具有浓郁的甜味和香味，常用于制作甜点和咖啡等。

❺ 鱼粉　由鱼肉制成，蛋白质含量高，具有浓郁的海鲜味，适用于肉类、海鲜类菜肴的烹饪。

❻ 西餐综合香料　混合迷迭香、百里香、鼠尾草等多种香料的调味品，适用于西式菜肴的烹饪。

❼ **虾酱和蟹酱** 分别由虾米和螃蟹肉制成，蛋白质含量高，具有浓郁的海鲜味，适用于海鲜类菜肴的烹饪。

❽ **大蒜粉和洋葱粉** 分别由大蒜和洋葱制成，营养价值高，适用于各种菜肴的烹饪。

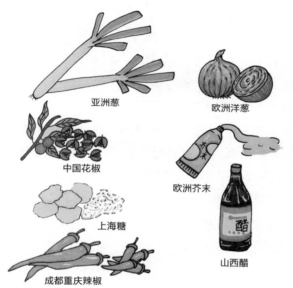

亚洲葱

欧洲洋葱

中国花椒

欧洲芥末

各个国家和地区生产的调料有异曲同工的效果，也体现出了地域特色

上海糖

成都重庆辣椒

山西醋

 温馨提示

- 宜购买小包装的调味品，避免开封后长期存放。

- 液态调味品长时间与塑料或不锈钢容器接触，可能导致增塑剂或金属离子析出。故购买和分装液态调味品时，宜选择玻璃瓶。

- 冰箱保鲜层需要保证一定的空气湿度，故干制调味品不宜在冰箱中保存。

15

"盐"多必失，5克足矣

日常生活中，经常可以听到老年人说"不吃点盐，总感觉双脚无力"，事实真的如此吗？答案显然是否定的。盐是一种常见的调味品，具有咸味，可以提升食物的口感和风味。食盐的主要成分为氯化钠，其中的钠离子可以维持人体细胞外液渗透压，参与体内水电解质平衡的调节，从而发挥重要的生理作用。通常，人体的钠摄入多半来自盐、酱油等调味品，以及加工食品。食用1克食盐，相当于摄入了400毫克钠。《中国居民膳食指南（2022）》建议11岁以上的中国居民每人每天摄入不超过5克的盐，即每人每天的钠推荐摄入量不到2克。

高盐饮食会使多种疾病的患病风险增加，已被人们熟知的"高盐值"疾病非高血压莫属。高血压的危害不只在于"血管压力高"，而在于强大的压力"考验"着全身血管，从而造成器官损害，引发动脉粥样硬化、冠心病、脑卒中等心脑血管疾病。此外，"高盐值"饮食可能通过抑制前列腺素E的合成，从而使胃黏膜更容易受到"攻击"，最终引发胃病。因此，老年人应遵循低盐饮食，每天的盐摄入量不超过5克，高血压、心衰和严重水

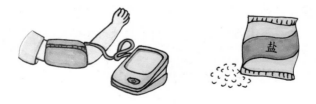

▲ 盐作为高血压的主要环境影响因素已被广泛关注

肿患者的每天盐摄入量宜控制在2～3克。

　　单凭味觉判断盐分高低是不可靠的。一些甜品（如奶酪、冰激凌、面包等）虽然吃起来是甜的，看似与盐不沾边，但在制作过程中，盐的用量并不少，只是咸味被甜味掩盖了。对甜味食品（如饼干、蛋糕、果冻、巧克力、奶味饮料、咖啡、薯片等）稍加留意，便可发现其配料表中包含了不少"隐形盐"，且含量不低。因此，控盐不仅要做到饮食清淡，还要学会阅读食品包装上的营养标签，并留意其中的钠含量。

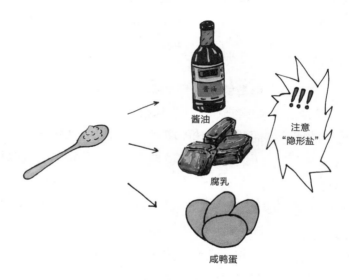

酱油

注意
"隐形盐"

腐乳

咸鸭蛋

各种食物中的"盐账单"

食物种类	重量（克）	盐含量（克）	钠含量（毫克）	主要食物
食用盐	1	1	400	精盐、海盐
鸡精	2	1	400	鸡精类
味精	4.8	1	400	味精类

食物种类		重量（克）	盐含量（克）	钠含量（毫克）	主要食物
酱类	豆瓣酱等（高盐）	6	1	400	豆瓣酱、辣椒酱、蒜蓉辣酱等
	黄酱等（中盐）	16	1	400	黄酱、甜面酱、海鲜酱
	酱油	6.5	1	400	生抽、老抽等
	蚝油	10	1	400	蚝油
	咸菜类	13	1	400	榨菜、酱八宝菜、腌萝卜干等
	腐乳	17	1	400	红腐乳、白腐乳等

减少食盐摄入量是最根本的控盐方式，具体应做到"四少一多"，即少糖、少盐、少酱油、少味精、多醋。因为，糖的甜味能盖过盐的咸味，而醋的酸味能增强盐的咸味，故控盐应少吃甜咸的菜肴和食物，平时调味可以适当多用醋、柠檬等。纯味精的含钠量是盐的1/3，鸡精的含钠量接近盐的一半。同时，老年人在日常生活中应尽量避免腌制食品、熟食和虾酱等含钠量高的加工食品。

家庭烹饪时，老年人宜使用控盐勺，帮助计算和控制每天的用盐量。另外，"餐时加盐"（炒菜起锅时少加盐或不加盐，而在餐桌上放一瓶盐，等炒好的菜端到餐桌时再加盐）是控盐的好方法。餐时加的盐主要附着于食品和菜肴表面，来不及渗透进入内部，可使人以最少的盐量收获理想口味。

炒蔬菜放置过久后，汤汁中的盐分可以因高渗透压作用被吸收进入蔬菜中，故应尽快食用完。另外，老年人常有用菜汤拌饭的习惯，殊不知菜汤中盐分往往是"超标"的，使人于无形中摄

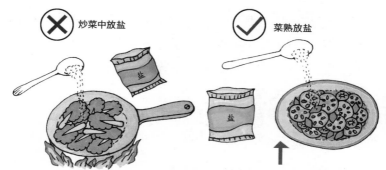

減少鹽攝入的生活小妙招，盡量在蔬菜炒好後放鹽

入了許多鹽。

　　為保障人民安全與健康，我國政府相關部門發布了食品標籤管理法規，要求所有加工食物注明鈉含量。如果配料表顯示每100克加工食品中鈉含量達到600毫克，說明這個食物的鈉含量較多，老年人應敬而遠之。

营 养 成 分 表		
项目	每份60克（g）	NRV%
能量	1 208千焦（kJ）	14%
蛋白质	3.0克（g）	5%
脂肪	13.0克（g）	22%
—饱和脂肪酸	7.0克（g）	35%
—反式脂肪酸	0.2克（g）	
胆固醇	0毫克（mg）	0%
碳水化合物	40.0克（g）	13%
—糖	8.0克（g）	
钠	310毫克（mg）	16%

▲ 关注营养标签中的钠含量

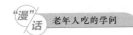

盐的毒性可能比某些食品添加剂还大，这恐怕是许多人意想不到的，高盐饮食不仅影响健康，还可能造成过早死亡。老年人尤须谨记"盐"多必失，日常生活中做到律己从"盐"。

"慧"吃零食，为健康"加分"

零食是指非正餐时间食用的食物或饮料，不包括水。当代社会，随着生活节奏加快和工作压力增加，零食逐渐成了人们用以舒缓情绪、享受生活的重要方式。不少老年人因为牙口不好、食欲减退、消化不良等原因，易出现营养不良和消瘦等情况。为保证充足的能量和营养补充，老年人在三餐间吃一些零食是不错的选择。具体益处有以下几点：

❶ 提供能量　对于活动量较小的老年人而言，适量的零食，如糕点、饼干等能够在三餐间提供必要的能量，避免体力下降。

❷ 补充营养　合理的零食（如坚果、水果等）选择能够帮助老年人补充日常饮食可能缺乏的营养素，帮助补充膳食纤维、蛋白质和各种维生素。

❸ 增进社交　分享零食可以成为老年人社交活动的一种方式，增进与家人、朋友之间的感情交流。

老年人选择零食时，尤其需要注重其营养价值和健康影响，宜将营养素密度高的食物作为零食，如鸡蛋、牛奶、豆制品、蔬菜、水果及坚果等。少吃糖果、含糖饮料、腌制品、水果罐头、蜜饯等高盐、高糖、高脂的零食，以及油炸和膨化食品。

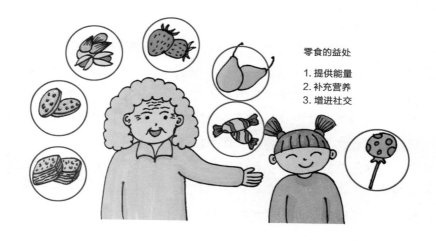

零食的益处

1. 提供能量
2. 补充营养
3. 增进社交

对老年人健康有益的零食常有以下几种：

❶ **全谷物食品**　如燕麦片、全麦饼干等以全谷物为主要成分的食品。全谷物食品富含膳食纤维，有助于维护肠道健康，预防便秘；含有丰富的B族维生素，有助于老年人维持自身能量和体力。

❷ **低脂奶制品**　如奶酪或乳酪等。低脂肪奶制品富含钙和蛋白质，对维持骨骼健康和肌肉力量至关重要，且其脂肪含量较低，有助于控制体重。

❸ **蔬菜和水果干**　制作水果干一般不加糖、盐、油，无添加剂，是水果干燥、浓缩的自然状态，常见的有大枣、葡萄干、桂圆干、柿饼、橘饼、杏干、无花果干、苹果干等。虽然食用新鲜蔬果是最佳选择，但对于缺乏足够时间或能力准备新鲜食品的老年人而言，食用干制的蔬菜和水果也是不错的选择。购买蔬菜和水果干时，应仔细查看食品成分表，避免被添加了大量糖分或盐分的果脯、蜜饯等产品"蒙混过关"。

❹ **豆制品**　如豆干等豆制品可提供大量蛋白质，适合蛋白质摄入不足的老年人。此外，豆制品含有丰富的膳食纤维，对维

护肠道健康有益。

　　许多人对如何选零食、怎么吃、何时吃等问题存在不少误区。事实上，即使是健康的零食，吃起来也需注意适时、适量、因人而异。尤其是高糖、高能量的零食，如薯片、糖果等，过量食用不仅容易导致肥胖，还可能增加患糖尿病、心血管疾病等的风险。因此，老年人应将零食作为日常饮食的补充，不可替代正餐。零食的总能量最好不超过每日总能量的10%。此外，老年人还需要注意摄入零食的多样化，尽量选择营养丰富、低能量的零食，避免长时间只食用某一种零食。

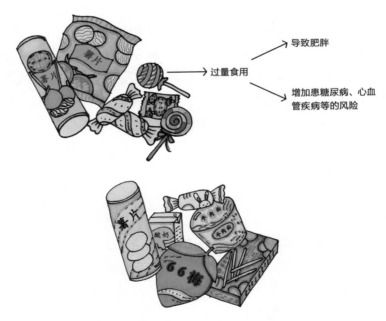

▲ 零食的总能量最好不要超过每日总能量的10%

　　零食尽管美味可口，但在选择和食用时应谨慎，避免落入过度加工食品的"陷阱"。选择原料简单、添加剂少、营养成分丰富的零食，才能真正做到为健康"加分"。此外，在查看食品标签时，大家需要注意食品的分量。有时候，包装上标注的能量和营养成分是按照特定的分量来计算的，而这个分量可能远远小于实际食用量。故在食用零食时，老年人应该根据自己的实际食用量估算摄入的能量和营养成分。最后，除了关注食品本身的营养成分外，老年人还应该留意食品的生产日期和保质期，确保食用的零食是新鲜安全的。

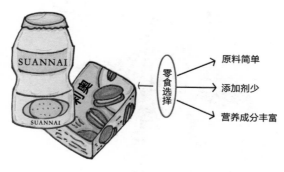

零食选择 → 原料简单
零食选择 → 添加剂少
零食选择 → 营养成分丰富

▲ 为健康"加分"

零食不仅能丰富日常饮食，还能在确保营养均衡的同时，增添生活的色彩和活力。老年人在选择和食用零食时应理智、谨慎，从而更好地满足口腹之欲。

"坚"持适量吃，"果"然营养好

很多爱吃零食的老年人边吃边担心零食危害健康。确实，高脂、高糖，含有诸多添加剂的零食对健康有害，但有些零食不仅

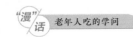

美味，还可以为健康"加分"，其中的"代表"非坚果莫属。

坚果是指具有坚硬外壳、果仁可食用的干果（或种子）。在营养学上，坚果可分为油性坚果和淀粉类坚果两大类。油性坚果主要包括杏仁、榛子、核桃、开心果、夏威夷果、松子、瓜子等；淀粉类坚果主要包括板栗、莲子、芡实、银杏、菱角等。

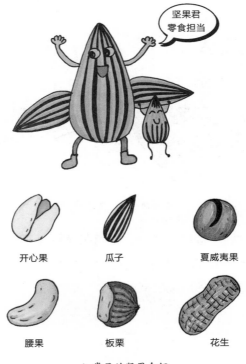

▲ 常见的坚果介绍

坚果的营养素密度较高，从营养成分上来看，有以下几个特征：

● 脂肪含量高达44%～70%，所含的脂肪酸以亚油酸、油酸和亚麻酸等不饱和脂肪酸为主；

● 不同坚果的碳水化合物含量不同，油性坚果的碳水化合物含量一般小于15%，淀粉类坚果的碳水化合物含量多超过40%；

● 蛋白质含量为12%～25%，是植物性蛋白质的重要来源；

● 铁、锌、钙、镁、钾等矿物质含量出众，是多种微量元素的良好补充，有利于维持骨健康等。

● 维生素E和B族维生素含量较高，在植物性食物中属"佼佼者"。其中，维生素E作为一种抗氧化剂，足量摄入有利于保护身体免受自由基损伤，降低患冠心病与恶性肿瘤的风险。

● 富含膳食纤维，不仅可以增加饱腹感，还可促进消化，有助于维持肠道健康。

● 富含多酚和类黄酮等植物化学物质，具有抗炎、抗氧化作用，有利于预防疾病。

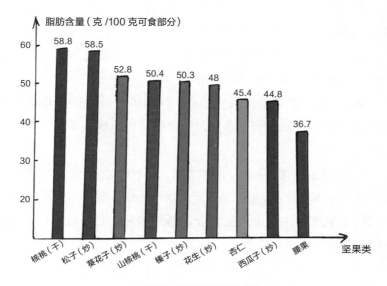

▲ 常见油性坚果的脂肪含量

常见淀粉类坚果的碳水化合物含量

淀粉类坚果	碳水化合物（克/100克可食部分）
栗子（鲜）	42.2
莲子（干）	67.2

因此，老年人适量食用坚果，能带来多种健康效应。具体表现在以下几方面：

● **降低心血管系统疾病发生风险** 坚果富含的营养素和植物化学物质可以通过调节血液胆固醇，降低心血管疾病发生风险。例如：不饱和脂肪酸和植物固醇可以调节胆固醇和甘油三酯的水平；维生素E、锌和硒等矿物质能调节脂质代谢，降低胰岛素抵抗水平。此外，坚果是低GI食物，富含膳食纤维和不饱和脂肪酸，可以延缓食物的消化速度，有助于控制血糖。

● **促进肠道健康** 膳食纤维可以促进肠道蠕动、增加粪便体积，有助于预防便秘和结肠癌。

● **有助于体重控制** 植物蛋白质、健康脂肪和膳食纤维可以增加饱腹感，有助于控制体重。

● **改善大脑功能** 维生素E、镁和膳食纤维等可以改善大脑功能，防止认知功能下降，预防阿尔茨海默病等神经退行性疾病发生。

● **抗氧化和抗衰老** 维生素E、多种植物化学物、多酚类物质（如黄酮类、酚酸类、木脂素类、白藜芦醇等）可作为直接和间接抗氧化剂，减少炎症反应，通过抑制相关细胞信号通路防止细胞衰老。

适量吃坚果才能发挥健康作用，否则可增加脂肪摄入量，导致肥胖。《中国居民膳食指南（2022）》建议每人每周食用坚果

（不带壳）50～70克，即平均每天摄入约10克，约为带壳葵花籽20～25克、带壳花生15～20克、带壳核桃2～3个、带壳板栗4～5个。

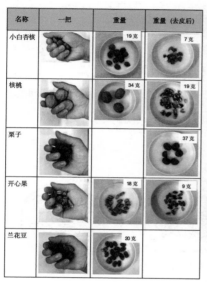
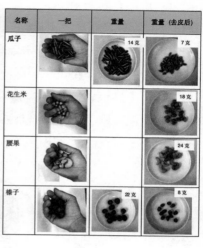

▲ 常见坚果的重量示意图

老年人食用坚果不宜过量，且有如下注意事项：

❶ 当心外观好看的坚果　为让坚果看起来更"诱人"，一些不良商贩可能对坚果"妆扮"一番，使其油光水滑、颜色鲜亮。因此，老年人在购买坚果时应远离那些"好看"的坚果。真正高品质的坚果表面有明显纹路，闻起来有淡淡的木香。

❷ 尽量选择原味的坚果　市面上售卖的坚果口味众多，如奶油味、盐焗味等，这些口味都是经过烘烤、盐焗加工制成，添加了食用盐、白砂糖、炼乳等调味品，长期食用对健康不利。

❸ 选择易于食用的方式　坚果质地坚硬，老年人胃肠功能

较弱，不充分咀嚼可能增加胃肠道负担。因此，老年人食用坚果时应细嚼慢咽，或加入大米中熬粥、蒸饭，作为主食的一部分，避免加重口腔咀嚼和胃肠道负担。

❹ **在两顿正餐间进食**　坚果能量高，不宜在晚餐过后进食，应在餐间进食，如9～10时、15～16时。

❺ **不吃受潮、发霉、有异味的坚果**　受潮、发霉的坚果有大量毒素，即使只有部分发霉，也不可食用，应丢弃。此外，有"哈喇味"的坚果也不宜食用。一则，坚果味道变差可产生刺喉的辛辣味；二则，坚果中油脂酸败的产物，如小分子的醛类、酮类等，对健康不利，食用后得不偿失。

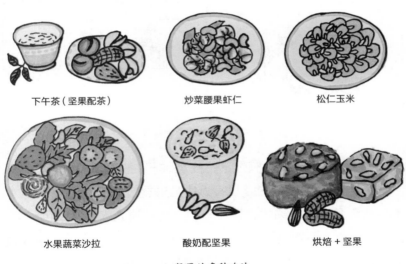

下午茶（坚果配茶）　　　炒菜腰果虾仁　　　　松仁玉米

水果蔬菜沙拉　　　　　酸奶配坚果　　　　　烘焙＋坚果

▲ 坚果的多种吃法

坚果是非常适合老年人食用的营养食品，食用时需注意总量、口味和质量，只有进食得当，才能充分发挥坚果对健康的益处。

18

滋养晚年，离不开水

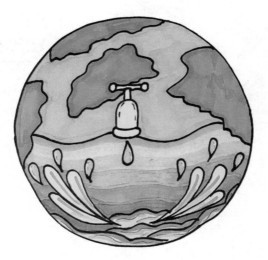

▲ 每年的3月22日是"世界水日"

水是维持人体生命活动的基本物质，在保障人体正常功能中扮演关键角色，如维持体温、运输养分、清除废物、抗衰老、稀释血液、防治便秘、保护肾功能、润滑关节和维护消化系统正常"工作"等。相较其他人群，老年人更易发生脱水。通常，老年人可以通过观察尿液颜色、大便干燥程度、皮肤状况、精神状态等，判断自己是否缺水，并及时采取补水措施。正确补水，需做到以下几方面：

喝水时间：分散时间摄入水分有助于维持水平衡。老年人应在一天中不同时间段饮水，而不只是在感到口渴时。

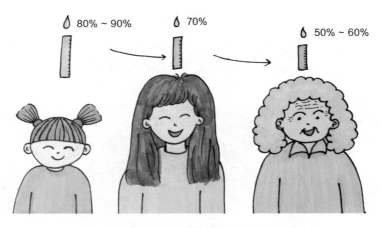

▲ 人体含水量会随着年龄增长而变化

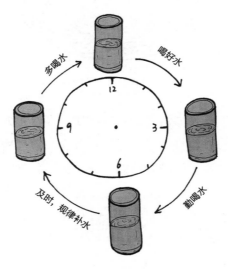

▲ 养成分散时间喝水的好习惯

√ 晨起时 起床后喝一杯温开水有助于稀释血液、促进肠胃蠕动、预防便秘等。

√ 9～11时 在该时段内进行一些轻度的体力活动，及时补充流失的水分。

√ 12～13时 餐前或餐后喝一杯水，补充流失的水分。

√ 14～15时 在该时段内进行一些休闲活动，及时补充流失的水分。

√ 入睡前 有助于预防夜间脱水，保持呼吸顺畅等。

水的选择：老年人可按需选用选择矿泉水、纯净水、白开水或温水。其中，纯净水不含矿物质或杂质；矿泉水富含矿物质，可以满足身体对微量元素的需求。

饮水量与饮水方式：《中国居民膳食指南（2022）》建议，一般气候条件下，成年女性每天应饮水1 500毫升，成年男性每天应饮水1 700毫升。过量饮水可能增加肾脏负担，引起水中毒。老年人应避免用茶代水，茶中含有咖啡因和茶碱等成分，过量摄入可能影响睡眠和健康。

蜂蜜柚子茶等饮品在寒冷、炎热的日子里尤其受欢迎，然而，老年人在享受这些饮品时需谨慎：① 糖分：蜂蜜柚子茶等饮品中的糖分较高，老年人应该限制糖的摄入，尤其是有糖尿病或其他代谢疾病者；② 酸度：柚子汁可能影响牙齿健康，老年人应该在饮用蜂蜜柚子茶等饮品后漱口或刷牙；③ 冲泡：水温不超过60℃，以免破坏蜂蜜中的营养成分，影响口感；④ 储存：注意密封，放置于阴凉的环境中，以免变质。此外，柚子皮和蜂蜜均有一定的药理作用，患肝病、胆囊疾病、胃肠疾病，以及对柚子过敏者不宜饮用蜂蜜柚子茶。

19

闲暇之余，泡上一壶茶

茶，拥有数千年历史，起源于中国，后传遍世界各地。它不仅是一种饮料，更代表了一种文化和生活态度。闲暇之余，老年人不妨为自己泡一杯香气四溢的茶，边品茶边享受宁静、惬意的时光。了解茶的种类、营养价值及正确的品茶方式，对老年人意义重大。

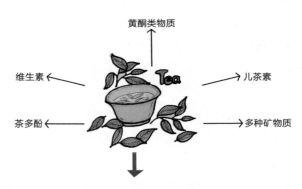

▲ 茶叶中的营养成分可促进消化、提高免疫力、延缓衰老

茶是由茶树的嫩叶或芽，经过不同程度的发酵和烘干制成。茶的种类繁多，主要分为绿茶、红茶、乌龙茶、白茶、黄茶和黑茶6类，它们色、香、味、形各异，给人们带去了无限品茶乐趣。

❶ 绿茶　是未经发酵的茶，保持了茶叶最原始的形态，色泽翠绿，滋味清爽，如龙井、碧螺春等，深受老年人喜爱。

❷ 红茶　经过完全发酵，色泽红艳，滋味浓郁，是世界上消费人群分布最广的茶类，如金骏眉、正山小种等。

❸ 乌龙茶　介于绿茶和红茶之间，茶树的嫩叶或芽经过部

分发酵，兼具绿茶的清香和红茶的醇厚，如铁观音、大红袍等，是老年人品茶的优选。

❹ **白茶** 轻微发酵的茶，以其清甜淡雅、香气悠长著称，如白毫银针、白牡丹等，是养生佳品。

❺ **黄茶** 轻发酵、后堆黄化的茶，色泽黄亮，滋味醇和，如君山银针、蒙顶黄芽等，适合老年人饮用。

❻ **黑茶** 经过特殊发酵工艺制成，如普洱茶、六堡茶等，是降脂、减肥的佳选。

茶叶富含多种对健康有益的化合物，如茶多酚、儿茶素、茶黄素等，具有抗氧化、抗炎、降血脂等保健作用。对老年人而言，适量饮茶可以提神醒脑、消除疲劳，促进心血管健康，预防骨质疏松症，增强免疫力等。

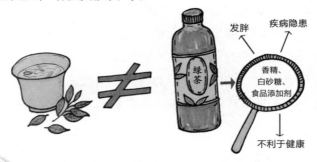

喝茶小贴士

❶ **选茶** 根据个人口味和身体状况慎重选择。许多人认为，越浓的茶营养成分越丰富，实则不然。过浓的茶不仅口感苦涩，还可能导致胃部不适。老年人宜选择性质温和、滋味醇厚的茶叶，如红茶、乌龙茶等。

❷ **冲泡** 宜使用沸腾后稍冷却的纯净水，以保持茶叶的原

味。冲泡时间应根据茶叶的种类和个人口味调整，避免泡得过久，茶汤过浓。

❸ 饮用　饮茶时应细品慢饮，感受茶汤在口腔中的变化，体会茶香的醇厚和回甘的滋味。

❹ 时机　空腹喝茶可促进胃酸分泌，过多的胃酸可破坏人体正常的胃黏膜屏障，还会使胃蛋白酶过分活跃，两者作用相加，对胃和十二指肠黏膜起侵蚀作用。老年人尤其应避免在空腹状态下饮茶，宜在餐后或两餐间隙饮茶。

许多老年人害怕喝茶影响睡眠。虽然茶叶中含有一定量的咖啡因，但含量远低于咖啡。对大多数老年人而言，适量饮用淡茶不会对睡眠造成显著的影响。对咖啡因敏感的老年人，尤其在晚上喝茶时，宜选择低咖啡因或无咖啡因的茶叶，如白茶或某些花茶，既能够享受喝茶的乐趣，又不影响正常睡眠。

茶叶中含有的一些成分可能会与某些药物发生反应，影响药效。因此，服药期间应避免饮茶，或在服药和饮茶间隙预留充分

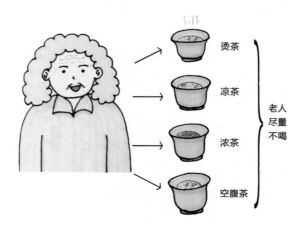

烫茶

凉茶

浓茶

空腹茶

老人
尽量
不喝

的时间间隔。

虽然茶叶具有许多健康益处，包括潜在的抗氧化和抗炎作用，一些研究也提示它可能有助于调节血糖水平，但单纯依靠饮茶是不能有效控制或降低血糖的。老年人在管理血糖时应采取综合性措施，包括合理饮食、适量运动和按医嘱用药等。

茶叶包装上的标签通常包含了茶叶的种类、产地、等级等重要信息。老年人在选购茶叶时应仔细查看标签，有助于购入高品质的茶叶。

❶ **种类和产地**　不同种类和产地茶叶的风味和保健作用各不相同，优质的茶叶通常会标明具体的种类和产地，老年人可根据自己的口味和健康需求选购。

❷ **等级**　茶叶的等级往往与其品质密切相关。高等级的茶叶通常选材更讲究，制作工艺更精细，口感和香气更出众。

❸ **生产日期和保质期**　茶叶作为一种农产品，其新鲜度直接影响到口感和保健效果，应尽量选择新鲜的茶叶。

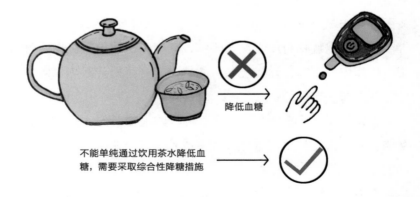

降低血糖

不能单纯通过饮用茶水降低血糖，需要采取综合性降糖措施

在人生的晚年，优雅地品尝一杯好茶不仅是享受，更是对健康的投资。

20

享受咖啡香，与健康同行

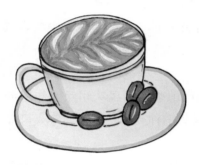

▲ 适量喝咖啡，可调节情绪、提神醒脑

咖啡以其浓郁的芳香成了世界上消耗量最大的饮料之一。在这个充满活力的时代，咖啡已经不再是年轻人的专属，越来越多的老年人开始尝试并喜爱上这种饮品。

咖啡是由烘焙过的咖啡豆研磨成粉，用热水冲泡而成的饮品，具有香气浓郁，味道独特（带有轻微的苦味和果酸）等特征。咖啡的种类繁多，按照咖啡豆的种类可分为阿拉比卡咖啡和罗布斯塔咖啡；按照烘焙程度可分为深烘焙、中烘焙和浅烘焙；按照冲泡方式可分为意式浓缩咖啡、美式咖啡、法式滤压咖啡等。适量饮用咖啡有助于提神醒脑，其中丰富的抗氧化物质有助于清除体内自由基，延缓衰老。此外，咖啡可提升新陈代谢，对控制体重有一定益处。

选对时间：早晨是老年人饮用咖啡的最佳时间，有助于提神醒脑。老年人应尽可能避免在下午或晚上饮用咖啡，以免影响夜间的睡眠质量。

控制饮用量：目前许多研究表明，适量饮用咖啡对身体有益，如降低心血管疾病的发病率等，但过量可能带来一些副作用，如导致骨质疏松症等。因此，老年人每天的咖啡摄入量控制在2杯以内。

注意饮用方式：避免在空腹状态下饮用咖啡，以免刺激胃酸分泌，对胃造成伤害。另外，许多人会在咖啡中加入一些调味品（如糖、炼乳、奶精等）改善口感和风味。如此一来，可能使咖啡的能量"超标"，应尽量避免。

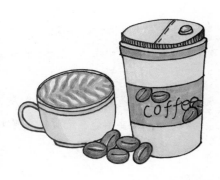

▲ 咖啡虽好，不能贪杯

对于老年人而言，合理饮用咖啡，不仅可以享受其独特的风味，还可以从中获得诸多健康益处。在充分了解了咖啡的种类、营养益处，以及正确饮用方式后，老年人可以更科学、健康地将咖啡纳入日常生活，享受它带来的身心愉悦。

误区一：喝咖啡会导致失眠

解读：虽然咖啡中含有咖啡因，但只要控制好饮用的时间和量，一般不会对睡眠造成严重影响。

误区二：喝咖啡会导致脱水

解读：咖啡因确实有轻微的利尿作用，但只要日常饮水量足够，其利尿作用可以忽略不计。

误区三：喝咖啡会上瘾

解读：适量饮用咖啡不会直接导致个体对其产生依赖性。不过，若长期持续饮用咖啡，身体可能会逐渐对咖啡因产生耐受，今后即使摄入与以往相同量的咖啡，可能也不再能起到显著提神效果，除非增加咖啡的摄入量，于是，便给人造成了一种"喝咖啡会上瘾"的错觉。事实上，只要老年人能控制每日咖啡摄入量，便可有效避免喝咖啡"上瘾"的现象。

误区四：喝咖啡会伤害胃

解读：有人认为咖啡会刺激胃酸分泌，从而对胃造成伤害。事实上，只要不是在空腹状态下饮用，且不过量，咖啡对健康人的胃部影响微乎其微。

误区五：老年人不适合喝咖啡

解读：根据自身的健康状况，合理调整咖啡的摄入量和时间，大多数老年人可以享受咖啡带来的乐趣。

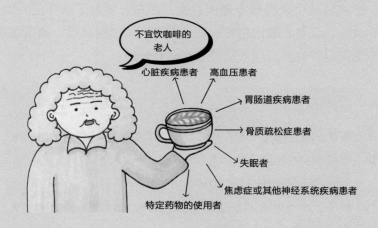

误区六：咖啡中的糖和奶精是必需的

解读：这完全取决于个人的口味。试着减少或去掉这些添加物，可能会发现咖啡原本的味道更醇厚、有层次。

咖啡作为一种受欢迎的饮品，只要避免过量，把握正确喝咖啡的时间，是适合大多数老年人饮用的。

21

让酒"退休"，健康生活

　　酒是最常见的饮品之一，饮酒是人们社交活动的重要形式。中国的酒文化源远流长，人们常在节假日或喜庆日饮酒欢庆，也有些人出于应酬不得不经常喝酒，甚至有些地方还有不醉不休的风气。

　　酒的种类繁多，根据酿酒用的原材料、生产工艺、酒精含量的多少，酒被分为如下几类。

　　● 按原材料分

　　❶ 粮食酒　以粮食为主要生产原料，如高粱酒、糯米酒、苞谷酒等。

　　❷ 果酒　以果类为主要生产原料，如葡萄酒、梨子酒、香槟酒等。

　　❸ 代粮酒　又称代用品酒，以粮食和果类以外的东西为主要生产原料，如青杠子、薯干、木薯、芭蕉芋、糖蜜等。

　　● 按生产工艺分

　　❶ 蒸馏酒　在生产过程中，经过蒸馏而得到的酒，多为烈性酒（20度以上），如白酒、白兰地、威士忌、伏特加、朗姆酒等。

　　❷ 酿造酒　生产过程中不经过蒸馏，经发酵后过滤或压榨而得到的酒，如黄酒、啤酒、葡萄酒和其他果酒等。

　　❸ 配制酒　在蒸馏酒或发酵酒中，加入果实、香料、药材等制成的酒，如香槟酒、杨梅烧酒、药酒、滋补酒等。

● 按酒精含量分

酒的度数指酒中酒精（纯乙醇）容量的百分比，每含1%称为一度。如何划分酒度的分级，目前尚无统一的规定，习惯上可大致分为以下3种：

❶ **高度酒** 酒精含量50度以上，如白兰地、朗姆酒、部分白酒等。

❷ **中度酒（降度白酒）** 酒精含量在40度至50度间。

❸ **低度酒** 酒精含量40度以下，如黄酒、葡萄酒、清酒等。

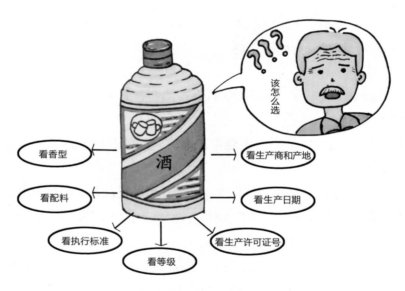

▲ 老年人智慧选择酒的种类和品质

俗话说"小酌怡情，大饮伤身"，许多人认为，适量饮酒有益健康。曾有研究发现，适量饮酒（每周饮酒量≤100克）者的心血管疾病发生风险较低，少量饮酒有助于预防阿尔茨海默病、癌症，促进心理健康。但早在2018年，世界权威医学期刊上发表的一项研究颠覆了人们过去的认知，研究表明，即使少量饮酒对健康也有害。研究表明，酒精主要在肝脏代谢，饮酒可造成中枢神经系统、肝脏、胰腺等器官和组织的损害，引起酒精性脂肪肝、酒精性肝硬化等疾病，使人记忆力减退。

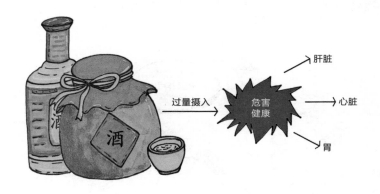

常有人问，服用什么药后再饮酒不伤胃？正确的回答是药物作用有限，故能不喝酒尽量不喝，能少喝酒尽量少喝。那么，当饮酒不可避免时，如何将酒精对身体的伤害降到最低呢？

❶ **控制饮酒量**　健康成年男性每天饮酒不超过20克，女性不超过10克，且每周应至少有2天滴酒不沾。患有心脑血管疾病、高脂血症、糖尿病、肝病等基础疾病的老年人严禁饮酒。

❷ **勿空腹饮酒**　喝酒前可食用富含淀粉和高蛋白的食物，如牛奶、肉类，起到保护胃的作用。同时，这些食物可延缓酒精被人体吸收，减轻肝脏损害。

❸ **饮酒速度不宜过快**　饮酒速度过快易使胃和肝脏受到强烈刺激，甚至发生损害。此外，快速饮酒可诱发高血压和出血性脑卒中等疾病。

❹ **饮酒时多喝水**　酒精会导致细胞内缺水，多饮水可促进

酒精从尿液中排出。

❺ **服用药物者勿喝酒** 　酒精与头孢类抗生素作用，可引起双硫仑样反应，严重者可致命；酒精影响降糖药物的疗效，不利于控制血糖；酒精与镇静催眠类药物（如地西泮、氯硝西泮、阿普唑仑片等）联用，可使人嗜睡、精神恍惚；等等。

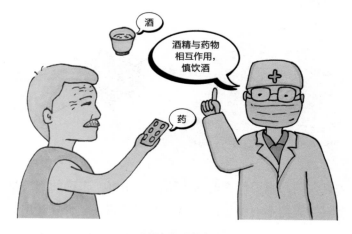

▲ 服药期间应避免饮酒

广告里经常有这样的情景：几个老年人聚在一起聊天，其中一位向其他人推荐道："自从喝了XX药酒后，我的腰再也不疼了，腿再也不酸了……"随着治疗经验的积累和临床诊治的需要，长期以来，中医方剂有汤、酒、茶、露、丸、散、膏、丹、片、锭等多种内服、外用剂型，酒剂便是其中历史较为悠久的一种。通常，以白酒、黄酒、米酒浸泡或煎煮具有治疗、滋补性质的各种中药或食物，去掉药渣所得的口服、外用酒剂，即为药酒。因为酒有"通血脉、行药势、温肠胃、祛风湿"等作用，与特定药物配伍同用，可以增强药物活血、补虚之药效，能够用来治疗风寒湿痹等疾病，也对体虚之人的日常调养有一定益处。因此，药酒作为一种独特的中药剂型，备受大众青睐。但值得注意的是，无论是治疗性药酒还是保健性药酒，虽然功用不同，但它们都属"药"的范畴，是"药"就有适应证和禁忌证。无论药酒的标签是处方药、非处方药或保健品，都不可不加辩证地盲目服用。

许多人认为"药酒越陈越好"，其实这种看法是错误的。通常，用优质高度白酒浸泡的药酒保质期较长，而用米酒、黄酒浸泡的药酒，应随浸随服，以免变质。如果发现药酒混浊、有颗粒状物出现，或酸味较重，则说明药酒可能已经变质，应停止饮用。

饮酒对老年人健康无益处，甚至可产生巨大危害，老年人应远离酒。

靠吃进补，应保持理性

随着人们对健康重视程度的提高，"治未病"观念被普遍接受，进补的人越来越多。人们常会送长辈、亲友一些名贵补药，如冬虫夏草、燕窝、鹿茸、人参等。常用的滋补原料有些可药食两用，如燕窝、阿胶等；有些只可药用，如人参、三七、石斛等。一般来说，消费者对食品的安全问题已经有所重视，但对中药材还存在认识误区，甚至有不少人认为中药材是天然无毒的。那么，这些补药有何功效？适合哪些人使用？服用这些名贵补药

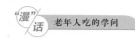

时有哪些注意事项？

❶ 冬虫夏草 冬虫夏草为麦角菌科真菌冬虫夏草菌，是寄生在蝙蝠蛾科昆虫幼虫上的子座及幼虫尸体的复合体。由于野生虫草资源极其有限，导致虫草价格一路暴涨，被称为补品中的奢侈品。实际上，冬虫夏草味甘，性温，补肺益肾，主要用于治疗肺系慢性疾病，尤其是虚寒型慢性支气管炎、哮喘、肺气肿，其次用于治疗肾虚所致的腰膝酸软、阳痿遗精等，并非包治百病的神药。且值得注意的是，冬虫夏草属中药材，并不是药食两用，不能作为保健品原料，不建议老年人日常保健食用。

❷ 燕窝 燕窝由金丝燕在巢穴中吐出的唾液形成的一种珍贵食品。一些广告称，燕窝具有增强机体免疫力、抗氧化、抗衰老、强健骨骼等功效，但这些作用尚未在人体中得到证实，有夸大宣传之嫌。燕窝含有丰富的蛋白质、胶原蛋白、氨基酸等营养成分，具有滋补养颜、润肺止咳等功效。燕窝虽好，但长期大量食用可能引起肠胃不适等问题。

❸ 人参 人参性味甘、微苦、平，归肺脾心经，具有大补元气、补脾益肺、生津、安神益智等功效，多用于元气虚脱证、肺脾心肾气虚证、热病气虚津伤口渴及消渴证，但过补、误补也会伤人。例如，人参性微温，具有补气作用，但一般不用于实证、热证，如感冒发热、肝阳上亢之高血压、咳嗽痰多色黄、湿热壅滞之水肿泻痢等患者，均不宜服用。长期大量服用人参还会导致人参滥用综合征，表现为血压升高、欣快感、烦躁、体温升高、出血、水肿等。因此，人参虽然是补益之品，但不可过量服食。另外，人参不宜与藜芦、五灵脂、莱菔子等一起食用。

❹ 鹿茸 鹿茸含有丰富的蛋白质、氨基酸、多糖等营养成分，具有滋补肾阳、强筋健骨、增强性功能等多种功效。同

时，鹿茸还可以防治心血管疾病、促进血液循环、提高免疫力等。鹿茸功效虽多，但过量食用可能引起肝、肾功能损伤等问题。

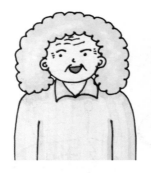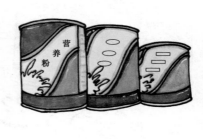

▲ 老年人膳食摄入不足，可以通过口服营养补充剂补充营养

　　特殊医学用途配方食品（简称特医食品）是指为满足进食受限、消化吸收障碍、代谢紊乱或者特定疾病状态人群对营养素或者膳食的特殊需要，专门加工配置而成的配方食品。特医食品只能改善患者的营养状况，为患者疾病的治疗和康复提供良好的基础条件，但并不能替代药物用于疾病治疗，也不能声称此类产品对疾病具有预防和治疗功能。目前我国特医食品主要分为3大类：

　　❶ 全营养配方食品，适用于需对营养素进行全面补充且对特定营养素没有特别要求的人群。

　　❷ 特定全营养配方食品，适用于特定疾病或医学状况下需对营养素进行全面补充的人群，并可满足人群对部分营养素的要求。

　　❸ 非全营养配方食品，可满足目标人群部分营养需求，适用于需要补充单一或部分营养素的人群。

选购特医食品时，应认准正规企业生产、有明确生产批号和有效成分说明的"国药准字"营养素。口服特医食品期间，应在营养师指导下增加用量。

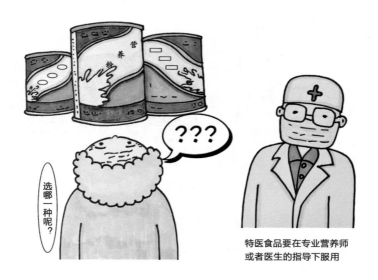

特医食品要在专业营养师或者医生的指导下服用

保健食品源于美国的"Dietary Supplement"。"Supplement"指补充不足或补足欠缺，"Dietary Supplement"常有补足日常膳食摄入不足的营养物质之意。根据我国规定，保健食品是指声称并具有特定保健功能或者以补充维生素、矿物质为目的的食品。即适用于特定人群食用，具有调节机体功能，不以治疗疾病为目的，并且对人体不产生任何急性、亚急性或慢性危害的食品。

《允许保健食品声称的保健功能目录 非营养素补充剂（2023年版）》将原来的27种调整为24种，分别是有助于增强免疫力、有助于抗氧化、辅助改善记忆、缓解视觉疲劳、清咽润喉、有助于改善睡眠、缓解体力疲劳、耐缺氧、有助于控制体内脂肪、有

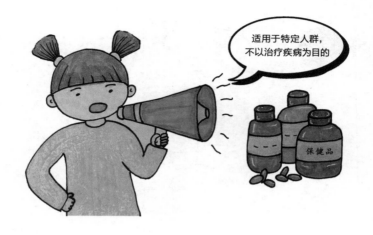

助于改善骨密度、改善缺铁性贫血、有助于改善痤疮、有助于改善黄褐斑、有助于改善皮肤水分状况、有助于调节肠道菌群、有助于消化、有助于润肠通便、辅助保护胃黏膜、有助于维持血脂（胆固醇与甘油三酯）健康水平、有助于维持血糖健康水平、有助于维持血压健康水平、对化学性肝损伤有辅助保护作用、对电离辐射危害有辅助保护作用、有助于排铅。也就是说，在选购保健食品时，应注意保健功能标注规范与否或是否在以上24种范围内。

老年人应选购保健品时考虑其合法性和有效性，如果保健食品广告中没有声明"本品不能代替药物"者，应当高度怀疑，最好不买；如果保健品声称有疾病预防、治疗功能的，肯定是骗局，应当远离；有些知识讲座和专家报告等活动的目的是销售保健品，不要盲目参加。购买食品和保健食品的三个要点：一看销售场所资质（要有营业执照和食品经营许可证等）；二查外包装和说明书（注意保健食品批准文号）；三辨广告和宣传内容。最后需要提醒的是，保健品的本质是食品，不可替代药物治疗。

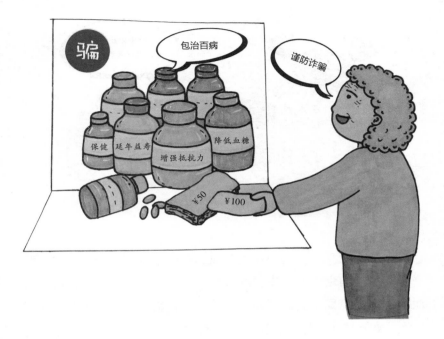